Für Daniel, André, Jérôme & Rémy

Ich will bei euch schlafen!

Sibylle Lüpold

Ich will bei euch schlafen!

(Ein-)Schlafen lernen mit Co-Sleeping

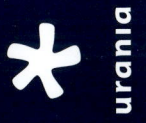

Die Autorin:
Sibylle Lüpold ist Krankenschwester und für die La Leche League als Stillberaterin tätig. Sie hat mehrere Bücher verfasst. Mit ihrem Mann und den drei Kindern lebt sie in der Schweiz.
Besuchen Sie ihre Homepage: www.kindernächte.ch.

Alle in diesem Buch veröffentlichten Abbildungen sind urheberrechtlich geschützt und dürfen nur mit ausdrücklicher schriftlicher Genehmigung des Verlages und der Urheberin gewerblich genutzt werden.

Die im Buch veröffentlichten Ratschläge wurden von der Verfasserin sorgfältig erarbeitet und geprüft. Eine Garantie kann dennoch nicht übernommen werden, ebenso ist eine Haftung der Verfasserin bzw. des Verlages und seiner Beauftragten für Personen-, Sach- und Vermögensschäden ausgeschlossen.

Neuauflage 2014
© Urania Verlag in der Verlag Herder GmbH,
Freiburg im Breisgau, 2007
Alle Rechte vorbehalten
www.urania-verlag.de; www.herder.de

Umschlaggestaltung: Verlag Herder
Umschlagmotiv: © Dmitry Sunagatov – Fotolia.com
Redaktion: Dr. Ulrike Voigt, Stuttgart
Satz: Arnold & Domnick, Leipzig
Herstellung: Graspo, Zlín
Printed in the Czech Republic

ISBN 978-3-451-66041-2

Dank

Allen Menschen, welche mich beim Schreiben dieses Buches unterstützt und motiviert haben, möchte ich von Herzen danken;
ganz besonders Theresia Herbst, Mirjam Lüpold, Ulrike Voigt, Barbara Walcher, Remo Largo, Rüdiger Posth und Franz Renggli.

Inhalt

Vorwort von Theresia Herbst 9

Einführung 11

Vom Schlafen und Schreien 17
Schlafen Kinder anders? 18
Was bedeutet Durchschlafen? 19
Ist frühes Durchschlafen wirklich wünschenswert? 22
Warum schreien Babys bloß? 23
    Schreien als Kommunikationsmittel 23
    Schreienlassen bedeutet Stress 25
    Das Schreibaby 26
Brauchen Kinder nachts unsere Nähe? 28
    Körperkontakt 28
    Einschlafen an der Brust 30
    Nächtliches Stillen 31
    Bindungsverhalten 33
Schlafstörung oder falsche Erwartung? 36
Schliefen Kinder früher besser? 40

Co-Sleeping 45

Was ist Co-Sleeping? 46
    Vorteile des Co-Sleepings 46
    Nächtliche Bedürfnisse des Kindes 49
    Vater-Beziehung 51
    Sexualität und Beziehung 53
    Sicherheitsmaßnahmen für das gemeinsame Schlafen ... 56

Co-Sleeping als Risiko für den plötzlichen Kindstod? 57

Co-Sleeping in anderen Kulturen 61
    Elternberichte 62

Begleitung in den Schlaf 67

Sanfte Einschlafmethoden 68
    Wenn Sie professionelle Hilfe benötigen 78
    Alleine schlafen lernen 79

Wann wird ein Kind endlich selbständig? 83

Vorsicht Schlaftraining 87

Die Ferber-Methode 88

Kann jedes Kind schlafen lernen? 90

Sind Kinder kleine Tyrannen? 94

Sind Eltern unfähig? 98

Mythen in der Schlaferziehung 100

Teddybär, Schnuller & Co 105

Die Auszeit-Methode 107

Ist ein Schlaftraining empfehlenswert? 109

Erfahrungen von Eltern mit Schlaftrainings 112

Was Experten zu Schlaftraining und Co-Sleeping sagen 119

- Jürgen Zulley, Schlafforscher 120
- Rüdiger Posth, Kinderarzt & -psychotherapeut 122
- Franz Renggli, Psychotherapeut 127
- Jörn Borke, Entwicklungspsychologe 129
- Luciano Gasser, Entwicklungspsychologe 132
- Jane Daepp-Kerrison, Hebamme / Stillberaterin 135

Nachwort 139

Benutzte und weiterführende Literatur (Auswahl) 142

Vorwort

„Und, schläft Ihr Baby schon durch?" Diese Frage, meist gedankenlos und ohne böse Absicht gestellt, vermag junge Eltern gehörig unter Druck zu setzen. Sie basiert auf gesellschaftlichen Erwartungshaltungen einer kinderfeindlichen Zeit. Methoden wie Schreienlassen und Schlaftraining missachten die natürlichen Grundbedürfnisse und den Entwicklungsstand des Kindes. Moderne Erkenntnisse aus der evolutionären Verhaltensbiologie, Anthropologie, Neurologie, Pädiatrie und Entwicklungspsychologie zur Reifung des menschlichen Schlafvermögens in der frühen Kindheit belegen, dass es beim verfrühten Erzwingen des Durchschlafens nur Verlierer geben kann. Zumindest einen großen Verlierer, das Kind.

Sibylle Lüpold trägt in ihrem Buch interdisziplinäres Wissen zusammen und eröffnet eine neue Sichtweise auf das Schlafverhalten unserer Kinder. Sie bietet den Eltern eine Grundlage, sich gut informiert von überzogenen Erwartungshaltungen zu emanzipieren. Die praktischen Empfehlungen ermutigen die Eltern, ihre eigene Kompetenz zu entfalten und dabei die Individualität und Schutzbedürftigkeit des Kindes im Auge zu behalten.
Das vorliegende Buch kann als Plädoyer für einen liebevollen Umgang mit unseren Kleinsten verstanden werden. Das Baby und Kleinstkind erlebt alles unmittelbar und in seiner direkten Wirkung auf sein Seelenleben. Alle vorsprachlichen Erlebnisse der ersten Lebensjahre werden später nicht durch bewusstes Erinnern abrufbar sein, sondern verankern sich als gefühlsmäßige Anteile unserer Persönlichkeit. Eltern tragen entscheidend dazu bei, welche emotionale Grundstimmung das eigene Kind in Zukunft mit sich tragen wird.

Das Kind in den Schlaf zu begleiten und es über die Nachtstunden hinweg zu betreuen, gehört zu den sensibelsten Aufgaben der Eltern. Das Schlüsselwort hierbei lautet Feinfühligkeit und dies bedeutet, die Signale des Kindes wahrzunehmen, zu verstehen und sofort angemessen zu reagieren, d. h. dem Baby das zu geben, was es braucht. Nein, es wird dabei kein Haustyrann herangezogen, im Gegenteil. Es gilt heute als gesichert, dass die Feinfühligkeit der wichtigste Faktor zur Etablierung einer sicheren Bindung zwischen dem Kind und seinen Eltern ist. Langzeitstudien konnten eindrucksvoll belegen, dass sich sicher gebundene Kinder emotional und psychosozial bis ins Erwachsenenalter hinein günstiger entwickeln und zudem die größte psychische Widerstandsfähigkeit und Heilungskraft aufbringen können, falls sie von tragischen Schicksalsschlägen getroffen werden.

Durch das Bemühen, auf die Bedürfnisse des Kindes einzugehen und ihm die notwendige Reife- und Entwicklungszeit zu gewähren, unterstützen Eltern ihr Kind, sein Selbstwertgefühl und Urvertrauen aufzubauen. Das so in Geborgenheit aufwachsende Kind entwickelt sich psychisch und körperlich gesund und erlebt eine Liebe, die es versteht – das größte Geschenk, welches Eltern ihren Kindern geben können.

Theresia Herbst
Klinische und Gesundheitspsychologin
www.kinderpsychologin.at
Wien, 2008

Einführung

Die Nächte mit einem kleinen Kind können sehr anstrengend sein. Schnell stellt sich die Frage, wie man das Kind zum Schlafen und Durchschlafen bringen kann. Schlaftrainings versprechen ruhige Nächte, funktionieren aber nicht immer und sind sehr umstritten. Um eine individuell passende Entscheidung zu treffen, wo und wie ein Kind schlafen soll, benötigen Eltern fundiertes Hintergrundwissen. Dieses kann Eltern helfen, sich liebevoll um ihr Kind zu kümmern und gleichzeitig Wege zu finden, eigene Erschöpfung und Enttäuschung zu vermeiden.

Bei aller Freude bleibt der Anfang des Familienlebens für alle Eltern eine große Herausforderung, auf die sie sich nicht wirklich vorbereiten können. Werdende Eltern haben bestenfalls eine ungefähre Vorstellung, was auf sie zukommen mag, aber sie wissen nicht, wie das Leben mit *ihrem* Kind sein wird.

Vor allem die Nächte können sehr anstrengend sein. Hatten die Eltern in ihrem Beruf früher irgendwann Feierabend, sind sie nun oft gerade abends und nachts sehr gefordert. In den ersten Monaten neigen Babys in diesen Stunden zu vermehrtem Schreien, möchten lange gestillt oder getragen werden und lassen sich selten einfach hinlegen. Durch die Dunkelheit der Nacht und Trennungsängste benötigen kleine Kinder besonders viel Nähe und Geborgenheit, so dass sie auf die Unterstützung ihrer Eltern beim Ein- und Durchschlafen angewiesen sind. Die aber fühlen sich nach einem langen Tag erschöpft und wünschen sich oft nichts sehnlicher als ein friedlich schlafendes Kind. Doch die Realität sieht oft anders aus.

Schlafentwicklung ist ein Reifeprozess

Niemandem bereitet es Freude, sein Kind schreiend einschlafen zu lassen. Wenn aber alle anderen Kinder der Umgebung anscheinend gut schlafen und sich nur das eigene damit schwer tut, fühlen sich viele Eltern unter Druck gesetzt. Sie haben Angst, etwas falsch zu machen und vertrauen lieber den Ratschlägen von Außenstehenden als ihrer Intuition. Junge Eltern sind oft verunsichert und es mangelt ihnen sowohl an Erfahrung als auch an guten Vorbildern. Die kindliche Schlafentwicklung ist ein über Jahre dauernder biologischer und emotionaler Reifeprozess. Das Ein- und Durchschlafen eines Kindes lässt sich vielleicht kurzfristig erzwingen, oft jedoch mit längerfristigen Nachwehen und auf Kosten seiner psychosozialen Entwicklung.

Unser erster Sohn kam mit einem schweren Geburtsfehler zur Welt und musste drei Monate lang zwischen Operationssaal, Intensivstation und chirurgischer Abteilung der Kinderklinik hin und her pendeln. Er musste die erste Zeit seines Lebens allein in einem Krankenhausbettchen verbringen, häufig ohne vertraute Bezugsperson und mit wenig Körperkontakt. Mein Mann und ich versuchten zwar tagsüber immer bei ihm zu sein, aber das war auf der Intensivstation oft nicht möglich. Die vielen Maschinen, Kabel und Schläuche erschwerten es uns zudem, ihn in unsere Arme zu nehmen. Nach seiner Geburt dauerte es gute zwei Wochen, bis ich ihn das erste Mal stillen durfte und weitere drei Monate, bis das Stillen gut klappte.

Etwas vom Schlimmsten war aber, dass wir ihn nachts alleine im Spital zurücklassen mussten, da wir nicht bei ihm schlafen konnten. Es blieb ihm oft nichts anderes übrig, als sich in den Schlaf zu schreien. Erst, als er auf die normale Abteilung kam, durfte ich rund um die Uhr bei ihm sein. Wir bangten in dieser Zeit um sein Leben und waren überglücklich, als wir ihn endlich nach Hause nehmen konnten. Unser Familienleben gestaltete sich anfangs jedoch überaus anstrengend. Es gab große Schwierigkeiten beim Stillen und er schlief unglaublich schlecht. Es war für uns selbstverständlich, dass er bei uns im Bett schlafen durfte, damit er soviel Körperkontakt, Nähe und Geborgenheit nachholen konnte wie möglich. Zudem stillte ich ihn, so oft er danach verlangte. Ich hätte unseren Sohn noch so gerne jeden Abend in den Schlaf gestillt. Das wollte er aber nicht, sondern schrie wie am Spieß, so sehr wir auch versuchten, ihn zu beruhigen. Wir wiegten und trugen ihn, sangen ihm Lieder vor, streichelten ihn …
Ich war oft bereits nach einer halben Stunde so fertig, dass mein Mann, der geduldiger ist, diese Aufgabe übernahm. Irgendwann schlief unser Sohn dann ganz erschöpft ein. Nachts erwachte er mehrere Male schreiend und ließ sich jeweils nur schwer beruhigen. Das dauerte ein ganzes Jahr. Die ersten Wochen seines Lebens waren so traumatisch gewesen, dass er fast jede Nacht von Albträumen heimgesucht wurde und unendlich lange brauchte, um entspannt schlafen zu können. Warum erzähle ich diese persönliche Geschichte?

Erstens möchte ich damit verdeutlichen, dass ich selbst die Erfahrung gemacht habe, durch die Betreuung eines kleinen Kindes um die „wohlverdiente" Nachtruhe zu kommen. Ich kann wirklich verstehen, wenn Eltern an die Grenze ihrer Belastbarkeit gelangen und zwischendurch sogar richtige Aggressionen entwickeln, weil sie Nacht für Nacht von ihrem Kind geweckt werden.

Unrealistische gesellschaftliche Erwartungen zum kindlichen Schlafverhalten

Zudem haben viele von uns vor der Geburt des ersten Kindes recht unrealistische Erwartungen. Schlaflose Nächte werden kaum thematisiert, da nämlich viele Eltern davon überzeugt sind, sie seien auf Grund mangelnder Konsequenz selbst schuld an den Schlafproblemen ihrer Kinder. Nach meiner Erfahrung liegen sehr selten wirkliche Schlafprobleme vor: Meistens handelt es sich um falsche gesellschaftliche Erwartungen bezüglich des kindlichen Schlafverhaltens. Dazu werde ich hilfreiche Informationen geben.

Zweitens hat mir die Erfahrung mit unserem Sohn, der am Anfang seines Lebens beinahe gestorben wäre, die Augen geöffnet, wie unwahrscheinlich wertvoll ein gesundes Kind ist und wie selbstverständlich wir Eltern dieses Geschenk oft hinnehmen. Die Konfrontation mit dem möglichen Verlust eines Kindes macht alltägliche Sorgen nebensächlich. Die Dankbarkeit für das Überleben unseres Sohnes hat meinem Mann und mir Kraft gegeben, schwierige Nächte zu ertragen, mit dem Wissen, dass sie eines Tages der Vergangenheit angehören würden.

Drittens möchte ich allen Eltern Mut machen und ihnen versichern, dass ein Kind das Schlafen auch auf sanfte Weise erlernen kann. Dabei ist „lernen" nicht der korrekte Begriff, denn es handelt sich um einen Reifeprozess, der sich im Idealfall von alleine vollzieht.

Früher oder später schlafen alle Kinder durch

Früher oder später schlafen alle Kinder durch. Unser erster Sohn schläft, seit er drei Jahre alt ist, problemlos.

Das erste Jahr schrie er sich in unserem Arm in den Schlaf. Im zweiten Jahr legten mein Mann oder ich uns mit ihm hin, bis er schlief, was manchmal über eine halbe Stunde dauerte. Im dritten Jahr erzählten wir ihm eine Gute-Nacht-Geschichte und legten uns nach wie vor mit ihm kurz hin, bis er – nach wenigen Minuten – eingeschlafen war. Für ihn war Einschlafen zu einem schönen Ereignis geworden, frei von Angst.

Eines Tages verkündete er, er wolle nicht mehr in meinem Arm, sondern alleine einschlafen. Er lieferte mir das beste Beispiel, dass es wirklich klappt: Kinder zeigen uns selbst, wann sie bereit sind, einen Entwicklungsschritt zu tun. Und dann geschieht es ohne Tränen.

Unser zweiter und dritter Sohn hatten beide einen schönen Start ins Leben und schliefen von Anfang an bei uns im Bett. Wir genossen dadurch – außer wenn die Kinder krank waren – sehr friedliche Nächte. Wir durften also auch das andere Extrem erleben. Beim ersten Kind sind Eltern oft noch sehr unsicher. Wenn sie aber mit diesem Kind die Erfahrung machen, dass es gut kommt, ohne groß eingreifen zu müssen, und dass eben alles seine Zeit braucht, können sie es bei seinen Geschwistern viel gelassener nehmen.

Jedes Kind hat sein eigenes Tempo

Jedes Kind entwickelt sich in unterschiedlichem Tempo, abhängig von seiner Persönlichkeit, seinen Umweltbedingungen und seinem Gesundheitszustand. Schlafen-Lernen ist für alle Kinder ein Prozess. Auch wenn wir eine Möglichkeit haben, diesen zu beschleunigen, heißt das noch lange nicht, dass dies von Vorteil ist. Es macht durchaus Sinn, einem Kind die nötige Zeit zu lassen, bis es die Fähigkeit erlangt, gut zu schlafen. Wenn wir diesen Prozess künstlich abkürzen wollen, können wir seine Entwicklung hemmen. Wird ein Kind jedoch ohne Angst und Zwang in den Schlaf begleitet, verbindet es das (Ein)Schlafen ein Leben lang mit positiven Gefühlen und leidet später weniger wahrscheinlich unter Schlafstörungen.

Co-Sleeping findet immer mehr Zustimmung

Als ich vor sieben Jahren die erste Fassung dieses Buches schrieb, war ich sehr gespannt, wie es von den Lesern aufgenommen werden würde. Co-Sleeping war damals noch kein verbreiteter Begriff und ich kannte nur wenige Eltern, die offen dazu standen, ihr Kind nachts bei sich schlafen zu lassen. In meinen Beratungen gaben die meisten Mütter nur zögernd zu, dass sie ihr Kind „ab und zu" zu sich ins Bett nahmen, erst, nachdem sie die Sicherheit hatten, dass ich ihnen deswegen keinen Vorwurf machen würde.

Heute, wenige Jahre später, erzählen mir viele Eltern selbstsicher, dass bei ihnen die ganze Familie das gemeinsame Schlafen genieße. Ich bekam in den letzten Jahren unzählige Emails und Anrufe von Müttern und Vätern, die so froh darüber waren, dass sie nicht versagt hatten, nur weil ihr Kind noch nicht bereit war, alleine zu schlafen. Das Wissen, dass ihr feinfühliges Verhalten rund um die Uhr für die Entwicklung ihres Kindes von Vorteil ist, gibt den meisten Eltern Kraft und stärkt ihr Selbstvertrauen. Ich durfte viele Familien über einen längeren Zeitraum in ihrem Schlafprozess begleiten und kann sagen, dass ich keine Eltern kenne, die bereut hätten, sich selbst und ihrem Kind vertraut zu haben. Im Gegenteil würden im Nachhinein fast alle ihr Kind von Anfang an bei sich schlafen lassen. Der Erfolg meines Buches, vieler Beratungen und Gespräche sowie, noch wichtiger, der Erfolg des Co-Sleepings markieren ein Umdenken und eine erfreuliche Entwicklung.

Vom Schlafen und Schreien

Kinder schlafen von Natur aus anders als Erwachsene. Das Wissen über den Aufbau des kindlichen Schlafes ist von großer Wichtigkeit für Eltern.
Da in unserem Denken frühes Durchschlafen oft mit einer erfolgreichen Erziehung assoziiert wird, geraten Eltern unter enormen Druck, wenn ihr Kind sich damit schwer tut. Im folgenden erfahren Sie Genaueres zum Thema Durchschlafen. Dieses Wissen wird Ihnen helfen, die Standardfrage: „Schläft es denn schon durch?" selbstsicher mit einem „Nein, natürlich noch nicht!" zu beantworten oder ganz einfach zu überhören.

Schlafen Kinder anders?

Nach der Geburt hat ein Baby noch keinen geregelten Schlaf-Wach-Rhythmus. Das heißt, es schläft und erwacht mehrmals tags und nachts. Erst nach einigen Wochen werden diese Schlaf- und Wachzeiten länger und regelmäßiger.
Der Schlaf beinhaltet verschiedene Phasen, die wir in unterschiedlich langen Abständen immer wieder durchlaufen. Man unterscheidet zwischen dem aktiven Traumschlaf (REM-Schlaf, Rapid Eye Movement = Schnelle Augenbewegungen) und den verschiedenen Übergangs- und Tiefschlafphasen (Non-REM-Schlaf).

Der Bedarf an REM-Schlaf sinkt mit zunehmendem Alter. Während das ungeborene Kind sich fast zu 100 % im REM-Schlaf befindet, sind es beim Neugeborenen noch etwa 50 % und beim Erwachsenen zwischen 15 % und 20 %.
Über die Bedeutung des REM-Schlafs war man sich lange Zeit unsicher. Heute weiß man, dass das Gehirn in dieser Phase höchst aktiv ist, aktiver als im Wachzustand. Die Gehirndurchblutung und Atmung sind im Gegensatz zum Non-REM-Schlaf erhöht, während die periphere Muskulatur erschlafft.

Der REM-Schlaf ist höchst bedeutsam für die Entwicklung

Im Vergleich zu Tieren wird Folgendes deutlich: Je höher entwickelt ein Lebewesen ist, desto besser ist sein Gehirn ausgebildet und desto höher ist der Anteil an REM-Schlaf. Für die Entwicklung eines Kindes scheint es also von größter Wichtigkeit zu sein, sich möglichst viel in diesem Traumschlaf zu befinden.

Ältere Kinder können wie Erwachsene direkt aus dem Wachzustand in eine Non-REM-Phase gelangen. Säuglingen fehlt diese Fähigkeit jedoch noch und sie durchlaufen zuerst eine zirka 20-minütige REM-Phase. Danach gelangen sie erst langsam in den Tiefschlaf. In diesen ersten 20 Minuten braucht es nur eine kleine Störung, damit sie wieder erwachen. Eltern, welche ihr

Kind in den Schlaf begleiten, wissen mit der Zeit ganz genau, was sie tun müssen, damit es tief schläft. Eine falsche Bewegung oder das Knarren des Bettes können bewirken, dass es wieder hellwach ist. Nur wenige Babys kann man einfach hinlegen und selbständig einschlafen lassen; die meisten sind auf Unterstützung angewiesen.

Schläft ein Kind einmal tief, wird es zum Glück auch durch laute Geräusche nicht mehr wach. Bei den Übergängen zwischen Tiefschlaf und REM-Phase erwacht es jedoch wiederum leicht, was mehrmals pro Nacht geschehen kann. Auch wir Erwachsenen erwachen einige Male pro Nacht; meistens schlafen wir aber gleich wieder ein und erinnern uns am Morgen nicht daran. „Beim Säugling dauert ein Schlafzyklus etwa 50 Minuten. Er verlängert sich in den ersten Lebensjahren zunehmend und beträgt beim erwachsenen Menschen schließlich 90 bis 120 Minuten. (...) Wegen der Kürze ihrer Schlafzyklen wachen Säuglinge in den ersten Lebenswochen etwa jede Stunde kurz auf." (Largo 2007, 190).

Ein Säugling hat kürzere Schlafphasen als ein Erwachsener

Ein Kind muss das Schlafen nicht erlernen, genauso wenig wie das Gehen. Diese biologische Entwicklung vollzieht sich von alleine, ohne dass wir uns aktiv daran beteiligen müssen. Als Eltern können wir aber sehr wohl unterstützend wirken und optimale Rahmenbedingungen schaffen, die es dem Kind erleichtern, entspannt einzuschlafen (siehe Seite 68ff).

Was bedeutet Durchschlafen?

Viele Eltern denken beim Stichwort Durchschlafen an eine ununterbrochene Schlafdauer ihres Kindes von zirka 8 Uhr abends bis 7 Uhr morgens. Sie stellen sich vor, dass sie ihr Kind abends in sein Bettchen legen können, wo es zufrieden einschläft und am Morgen fröhlich erwacht. Diese Erwartung ist sowohl unrealistisch als auch anfangs gar nicht wünschenswert. Wenn ein Kind bereits mit wenigen Wochen fähig ist, solange am Stück zu schlafen, dann ist es eine große Ausnahme.

Der Kinderarzt *Dr. William Sears* definiert den Begriff Durchschlafen als ununterbrochene Schlafphase von Mitternacht bis 5 Uhr morgens; also bloß fünf Stunden am Stück. Dazu sind laut einer Studie 70 % der Kinder mit drei Monaten fähig. 10 % der Kinder schliefen in derselben Studie während des ganzen ersten Jahres nicht durch (Sears 2005, vgl. Anhang).

Durchschlafen bedeutet nur ca. 5–6 Stunden Schlaf am Stück

Studien dieser Art werden allerdings in einem Schlaflabor und mit Kindern durchgeführt, die alleine schlafen. Sie entsprechen also nicht unbedingt der Norm, sind somit weder wirklich aussagekräftig noch auf jede Familiensituation übertragbar. Da die kindlichen Teilnehmer dieser Studie höchstwahrscheinlich überwiegend flaschenernährte Babys waren, können wir davon ausgehen, dass das Resultat bei Stillkindern anders aussähe. Gestillte Kinder wachen aus verschiedenen Gründen nachts häufiger auf; Stillen auf Verlangen ist die Ernährungsform, die dem kindlichen Bedürfnis auch am ehesten entspricht.

Forschungen zeigen, dass der Tastsinn neben dem Sehsinn für Affen- und Menschenkinder der wichtigste Sinn ist. Daher gehört es zu den grundlegenden Bedürfnissen eines Babys, sich in ständigem Körperkontakt zu seinen Eltern zu befinden und auch dicht neben ihnen zu schlafen. Ein Affenkind wird oft jahrelang von seiner Mutter getragen und teilt mit ihr den Schlafplatz, sogar wenn es bereits abgestillt ist. Es entspricht auch bei einem Menschenkind dem angeborenen Bedürfnis, bei der Mutter zu schlafen und Tag und Nacht nach Bedarf gestillt zu werden. Forschungen ergaben, dass gesunde Stillkinder, welche bei der Mutter schlafen dürfen, naturgemäß solange nicht die ganze Nacht durchschlafen, bis sie 3 oder 4 Jahre alt und nachts abgestillt sind (Dettwyler 1997, vgl. Anhang).

Babys und Kleinkinder, die nicht alleine einschlafen können und nachts häufig wach werden, sind nicht schwierig oder wollen uns manipulieren; sie verhalten sich ganz einfach artgerecht.

Mit zunehmendem Alter gleicht sich das Schlafverhalten des Kindes dem von Erwachsenen an. Diese Schlafentwicklung verläuft aber nicht immer linear, das heißt, es kommt häufig zu Schwankungen. So erwachen viele Kinder plötzlich nachts wieder vermehrt, obwohl sie über Wochen oder sogar Monate durchgeschlafen hatten.
Dafür gibt es viele Gründe: Ein Wachstumsschub und damit verbundener Hunger, Zahnen, Erkältungen oder andere Infektionen, Angst vor Trennungen, vermehrtes Wahrnehmen äußerer Einflussfaktoren, schwierig zu verarbeitende Tagesereignisse, ein Umzug, Konflikte in der Familie etc …

Zusammenfassend können wir sagen: Niemand schläft die ganze Nacht durch. Erwachsene oder ältere Kinder sind sich der Wachphasen aber oft nicht bewusst und besitzen die Fähigkeit, selbständig wieder einzuschlafen. Interessanterweise kommt es aber auch immer häufiger bei Erwachsenen zu Ein- und Durchschlafproblemen! Babys, welche nachts nicht weinen, wenn sie aufwachen, schlafen nicht unbedingt durch, können sich jedoch selbst beruhigen oder äußern ihre Bedürfnisse nicht.

Jeder Mensch hat nachts kurze Wachphasen

Eltern empfinden das kindliche Schlafverhalten nicht als störend, weil ihr Kind nachts mehrmals aufwacht, sondern weil es nicht mehr alleine wieder einschlafen kann. Es ist auf ihre Hilfe und Nähe angewiesen. Da es in unserer Gesellschaft üblich ist, schon kleine Kinder alleine schlafen zu lassen, bedeutet dies für die Eltern, dass sie nachts (vielleicht mehrmals) aufstehen müssen, um ihr Kind wieder in den Schlaf zu stillen, wiegen, singen …
Danach sind sie oft so wach, dass sie selbst nicht mehr in den Schlaf finden und unter großer Müdigkeit leiden. Gerade berufs-

tätige Eltern können sich das verständlicherweise nicht leisten. Im schlimmsten Fall kann das nächtliche Geweckt-Werden Aggressionen auslösen und zu Gewalttaten am Kind führen. Daher ist dieses Thema unbedingt ernst zu nehmen! Wenn nun aber die Idee entsteht, das Kind solle trainiert werden, um das Problem zu lösen, ist dies der falsche Ansatz. Gegen die Natur zu arbeiten kann niemals wirklich erfolgreich sein.

Gegen die Natur zu arbeiten ist nicht erfogreich

Es geht darum, die Rahmenbedingungen der Familie so zu verändern, dass sowohl Eltern als auch Kinder zu genügend Schlaf kommen, ohne dass dabei die kindlichen Bedürfnisse nach Nähe und Geborgenheit vernachlässigt werden.

Ist frühes Durchschlafen wünschenswert?

Die meisten Eltern wünschen sich, ihr Kind möge so früh wie möglich durchschlafen. Aber ist das auch im Interesse des Kindes? Aus verschiedenen Gründen schläft ein Baby in den ersten Monaten *nicht* mehrere Stunden am Stück durch:

Das nächtliche Erwachen ist für den Säugling von Vorteil

- Forscher gehen davon aus, dass der REM-Schlaf (die unruhige Phase, in der das Kind träumt und leicht erwacht) eine Voraussetzung für die Reifung des Gehirns darstellt. Für die Entwicklung des Neugeborenen und auch des grösseren Kindes ist es also äußerst wichtig, sich viel im REM-Schlaf zu befinden. Ein Kind, welches nachts mehrmals aufwacht und gestillt wird, befindet sich häufiger im REM-Schlaf.
- Der Mechanismus, welcher Säuglinge mehrmals pro Nacht erwachen lässt, dient in erster Linie dem Überleben. Die Zusammensetzung der Muttermilch, welche im Vergleich zu anderen Säugetieren zwar kohlenhydratreicher, jedoch protein- und fettärmer ist, bedingt, dass das Baby in kurzen Abständen trinken muss. Muttermilch verlässt den Magen nämlich bereits nach zirka 20 Minuten und wird sehr schnell verdaut.

Die Wachstumshormone werden vor allem in der Nacht ausgeschüttet. Aus diesem Grund brauchen Säuglinge auch nachts Nahrung, um zu wachsen. (McKenna)
- Regelmäßiges Erwachen stellt sicher, dass das Kind sich meldet, wenn es beispielsweise friert oder eine verstopfte Nase hat.

Eine Untersuchung am *Institut für Medizinische Psychologie* in Giessen hat sich mit dem Zusammenhang zwischen der Bindungsqualität von Kleinkindern und ihrem Schlafverhalten beschäftigt. Dabei wurde deutlich, dass Kinder mit einer sicheren Bindung zu ihren Bezugspersonen seltener alleine einschlafen und nachts häufiger aufwachen als unsicher gebundene Kinder (vgl. Seite 35). Einschlafen bedeutet für ein Kind eine beängstigende Trennungssituation. Ist die Eltern-Kind-Bindung stabil, meldet es eher seine Bedürfnisse an. Das nächtliche Aufwachen und Nähebedürfnis des Kindes sind somit nicht schlechte Angewohnheiten, sondern ein gutes Zeichen.

Das häufige nächtliche Aufwachen begünstigt die körperliche und psychologische Entwicklung des Kindes. Erst wenn die oben genannten Kriterien nicht mehr relevant sind, erreichen Kinder eine gewisse Schlafreife und die Tiefschlafphasen werden länger. Eine Ausnahme sind schlecht gedeihende und geschwächte Babys, die bei Hunger nicht erwachen. Hier sollte die Mutter in Absprache mit einer Fachperson das Baby auch in der Nacht zum Stillen bzw. Füttern mit der Flasche aufwecken.

Babyschlaf ist heilig, wenn das Kind gut gedeiht

Warum schreien Babys bloß?

Schreien als Kommunikationsmittel

Die Natur hat es so vorgesehen, dass ein Baby schreit, wenn eines seiner Bedürfnisse nicht erfüllt ist. Ob es sich um Hunger, Kälte, Schmerzen, Müdigkeit, die Angst, alleingelassen zu werden oder Überreizung handelt; das Baby zeigt uns mit seinem Schreien, dass es sich unwohl fühlt. Sein Schreien ist seine einzige Möglichkeit, sich verbal auszudrücken. Die Mutter reagiert darauf sogar mit einer hormonellen Veränderung, welche bei ihr das Bedürfnis auslöst, ihr Kind aufzunehmen und zu stillen. Diese Einrichtung sichert das Überleben und Wohlbefinden des Kindes und fördert die mütterliche Kompetenz.

Eltern reagieren nur dann nicht auf das Schreien ihres Kindes, wenn sie mit der Situation stark überfordert sind oder wenn sie – aus irgendeinem Grund – daran glauben, es sei von Vorteil, es schreien zu lassen. In den allermeisten Fällen handeln sie dabei aber *gegen* ihren eigenen Instinkt und leiden in dieser Situation *mit* dem Kind.

Eltern werden Experten im Wahrnehmen kindlicher Signale

Wenn Eltern jedoch zuverlässig auf das Schreien ihres Kindes eingehen (auch wenn sie oft nicht wissen, was mit ihm los ist), lernen sie mit der Zeit, dieses immer besser zu interpretieren. Dadurch gewinnen sie an Selbstvertrauen und fühlen sich in ihrer Rolle bestärkt. Eltern werden im Idealfall zu wahren Experten im Lesen der Signale ihrer Kinder, und auch die kompetenteste Fachperson kann sie darin nicht übertreffen.

Vernachlässigung führt zu Resignation oder vermehrtem Schreien

Wenn die Reaktion auf das Schreien ausbleibt, ist kein Anreiz mehr da, die eigenen Bedürfnisse mitzuteilen, also sendet das Baby keine Signale mehr aus und zieht sich in sich selbst zurück. Es resigniert – oder aber schreit umso mehr, um doch noch zu bekommen, was es braucht. Sowohl die Versuche, sich mithilfe von Gegenständen (Schnuller, Tiere …) selbst zu trösten, als auch vermehrtes Schreien verzögern die Entwicklung (Sears 1998, 21/22; vgl. Anhang).

Schreienlassen bedeutet Stress

Schreien, besonders wenn es lange andauert und der Säugling dabei alleine gelassen wird, bedeutet für ihn eine negative Stresssituation (Distress). Im Blut sind noch lange danach erhöhte Cortisol- und Adrenalinwerte nachzuweisen, welche eine krankmachende Wirkung haben können. Außerdem wird die Durchblutung dramatisch verringert und die Herzfrequenz erhöht. Je länger ein Säugling bereits geschrieen hat, umso schwerer ist es, ihn wieder zu beruhigen. „Die von erzieherischen Absichten gekennzeichnete Taktik, den Säugling durch Schreienlassen zu mehr Toleranz seiner Gemütszustände zu bewegen, bewirkt eher das Gegenteil und verschlechtert bei häufigeren Versuchen die Ausgangsbasis." (Posth 2007, 60; vgl. Anhang)

Ein Kind kann mit Zuwendung nicht verwöhnt werden! Zahlreiche Forschungsergebnisse belegen dies. Es ist unmöglich, ein Kind in den ersten Lebensjahren zu verwöhnen, weder materiell – das interessiert es nämlich noch gar nicht – noch emotional. Es ist angewiesen auf eine zuverlässige Befriedigung seiner Bedürfnisse und eine prompte Reaktion auf sein Schreien. Ein kleines Kind besitzt schlicht noch gar nicht die kognitive Fähigkeit, eine Situation zu seinen Gunsten auszunutzen und manipulativ zu handeln. Die Häufigkeit des Weinens unserer Kinder ist kein Gradmesser für eine richtige Erziehung. Es gibt viele Gründe, warum Kinder weinen: Angst, Unwohlsein, Krankheit, Zahnen und später die Frustration, dass es beim Spielen, Gehen- und Sprechenlernen nicht immer so klappt, wie das Kind es gerne möchte. Es sollte nie der Zusammenhang hergestellt werden: Mein Kind weint selten – Ich mache alles richtig. Dein Kind weint oft – Du machst etwas falsch. Was auch immer die Gründe für das Schreien sind: Eltern sollten ihr schreiendes Kind nie sich selbst überlassen. Schreienlassen bedeutet Ignorieren – und nichts verletzt so sehr, wie *nicht* beachtet zu werden.

Es kann nicht zuviel Zuwendung geben!

Schreienlassen bedeutet Ignorieren

In der Tiefenpsychologie spricht man davon, dass alle negativen Empfindungen ins Unterbewusste verdrängt werden und von dort aus hemmend auf die weitere Entwicklung wirken.

Sind die Eltern für ihr weinendes Kind da, speichert sich bei ihm längerfristig die Erfahrung, dass es in beängstigenden und leidvollen Momenten Nähe und Liebe erfahren durfte. Damit wird die Entwicklung seines Urvertrauens gestärkt.

Das Schreibaby

Wenn ein Baby häufig weint, obwohl sich seine Eltern sehr bemühen, und organische Leiden ausgeschlossen sind, kann das sehr frustrierend sein. Kleine Kinder *können* sich nicht selbst trösten oder beruhigen, sie *sind* ganz einfach fordernd und liebesbedürftig. Deswegen sind sie aber noch nicht schwierig. Es sind unsere Lebensumstände, die nicht den Bedürfnissen des Kindes angepasst sind; unter anderem Kleinfamilien, Alltagsstress und falsche Erwartungen hinsichtlich seines Verhaltens.

Das Kind wird als schwierig wahrgenommen, obwohl die Situation schwierig ist

„Ein Baby, das weint, wenn es zum Einschlafen in sein Bett gelegt wird oder schreit, wenn es niemand hochnimmt, besitzt die Charakterstärke, seine Persönlichkeit durchzusetzen und seinen Bezugspersonen mitzuteilen, was es braucht. Ein solches Kind lernt, Beziehungen zu Personen und nicht zu Dingen herzustellen. Es wäre zutreffender, das ‚schwierige' Baby als ‚selbstbewusst' oder ‚bindungsfähig' zu bezeichnen." (Sears 1998, 23, vgl. Anhang)

Höchst interessant ist, dass das bei uns „normale" Schreiverhalten mit einem Höhepunkt um den dritten Lebensmonat in archaischen Kulturen kaum bis gar nicht vorkommt. Der Unterschied liegt darin, dass in diesen Kulturen Kinder von Anfang an einen intensiven und oft ununterbrochenen Körperkontakt mit ihren Bezugspersonen haben. Die Kinder werden ständig herumgetragen und schlafen nachts bei den Eltern. Während der gesamten Menschheitsgeschichte sind Säuglinge herumgetragen worden. Es fragt sich daher, ob kleine Kinder überhaupt in der Lage sind, mit wenig Körperkontakt auszukommen (Largo 2007, 257; vgl. Anhang).

Untersuchungen haben gezeigt, dass Babys, die täglich mindestens drei Stunden getragen werden, massiv weniger schreien. Allerdings sollten sie nicht erst oder nur beim Schreien herumgetragen werden, sondern über den Tag verteilt.

Nun gibt es aber immer wieder Eltern, deren Babys trotz häufigem Herumtragen und Stillen nach Bedarf oft weinen. Diese Kinder weinen aber nicht *weil*, sondern *obwohl* sie getragen und gestillt werden. Es ist für die Eltern sehr schwierig, mit dieser Situation umzugehen. Wenn sie bereits alles versucht haben, um ihr Kind zu beruhigen, kann es helfen, es fest in den Armen zu halten und so weinen zu lassen. Die Eltern können in diesem Moment nicht mehr tun, als für das Kind *da zu sein* und mit ihm zusammen diesen schwierigen Moment *auszuhalten*. Sie sollten sich nicht die Schuld am Leiden des Kindes geben, solange sie es damit nicht alleine lassen. Hier ist es von Vorteil, wenn mehrere Bezugspersonen zur Verfügung stehen, die sich um das Kind kümmern können. Nicht umsonst heißt ein Sprichwort in Afrika: „Um ein Kind großzuziehen, braucht es ein ganzes Dorf."

Schreibabys können uns ihre Ängste und Traumata nicht mitteilen, brauchen aber umso mehr Zuwendung

Ein „Schreibaby" ist für Eltern eine große Herausforderung. Genau zu definieren, ab wie vielen Schreistunden man von einem Schreibaby sprechen kann, ist unsinnig. Manche Eltern können mehr, andere weniger ertragen. Wenn Sie durch das Schreien Ihres Kindes an Ihre Grenzen kommen, dann wenden Sie sich an eine Schreiambulanz in Ihrer Nähe und suchen Sie unbedingt Unterstützung!

Brauchen Kinder nachts unsere Nähe?

Körperkontakt

Ein Menschenbaby kommt unreif zur Welt

Der Mensch wird im Vergleich zu anderen Säugetieren als physiologische Frühgeburt bezeichnet. Im Verlaufe der Evolution haben wir den aufrechten Gang entwickelt, wodurch sich unser Becken verengt hat. Das Menschenkind wird geboren, bevor die Entwicklung seines Gehirns und der damit verbundene Kopfumfang zu groß geworden sind, um bei der Geburt das Becken noch passieren zu können. So kommt ein Menschenkind unreif zur Welt und benötigt ziemlich lange, bis es gehen und sprechen kann. Es ist über mehrere Jahre von der Mutter (oder anderen Bezugspersonen) abhängig und auf Unterstützung bei der Erfüllung körperlicher und emotionaler Bedürfnisse angewiesen.

Der Säugling, welcher während der Schwangerschaft 40 Wochen in der Gebärmutter verbracht hat, kommt nach der Geburt in eine völlig fremde Umgebung. Er kann sich nur langsam daran gewöhnen, nicht mehr im warmen Fruchtwasser zu schwimmen, von Dunkelheit und beruhigenden Geräuschen umgeben zu sein, ständig getragen und geschaukelt zu werden und weder Hunger- noch Durstgefühle zu haben.
So fühlt sich das neugeborene Baby am wohlsten, wenn der Zustand der Gebärmutter auch nach der Geburt so gut wie möglich nachgeahmt wird. Enger Körperkontakt, häufiges Herumtragen und Stillen nach Bedarf bieten optimale Voraussetzungen für die Entwicklung des Säuglings in dieser ersten Lebensphase.
Sehr wahrscheinlich fühlt sich ein Baby am wohlsten bei seiner Mutter, unter anderem, weil ihm deren Geruch, Stimme und Herzschlag auf eine gewisse Weise vertraut sind. Es kann aber natürlich auch von anderen Bezugspersonen gehalten werden. Körperkontakt führt zur Ausschüttung von *Endorphinen* (so genannte Glückshormone) und löst Glücksgefühle aus.

Säugetiere können in Nesthocker (die Jungen werden zeitweise von der Mutter in einem sicheren Versteck zurückgelassen) und Nestflüchter (die Jungen folgen der Mutter überallhin) aufgeteilt werden. Bei den Primaten (Affen und Menschen) bildet sozusagen die Mutter selbst das „Nest" und trägt ihr Kind in der ersten Zeit andauernd mit sich herum. Wir können davon ausgehen, dass sich das Menschenkind vor ein paar Millionen Jahren ständig am Fell der Mutter festgeklammert hat. Dieser Greif- oder Klammerreflex ist beim Neugeborenen immer noch vorhanden. Affen- und Menschenkinder sind *Traglinge* (Renggli; vgl. Anhang).

Menschenkinder sind Traglinge

Säugetiermütter lecken ihre Jungen nach der Geburt, was für deren Überleben notwendig ist. Beim Menschenbaby ersetzt die Mutter dies idealerweise durch Streicheln und Haut-zu-Haut-Kontakt. Die taktilen Reize beeinflussen das gesamte Nervensystem und fördern die Entwicklung.

Experimente ergaben, dass gestreichelte Tiere mit stressigen Situationen besser umgehen können und eine bessere Abwehrkraft gegen Krankheiten aufweisen. Diese Tiere werden außerdem größer, stärker und sind weniger ängstlich. Der intensive Körperkontakt vor allem in den ersten Jahren wirkt sich auch positiv auf die Schlafentwicklung aus. Sobald ein Kind sich verbal verständigen kann, nimmt die Bedeutung des Körperkontaktes ab. Wir sind aber meistens ein Leben lang auf Berührung angewiesen, um uns wohl zu fühlen (Montagu, vgl. Anhang).

Gehen wir davon aus, dass sich alle Säugetiere (also auch der Mensch) viel besser entwickeln, wenn sie in der ersten Zeit intensiv berührt werden, dann können wir daraus schließen: Kinder, welche Tag *und* Nacht Körperkontakt erfahren, entwickeln sich besser als Kinder, welche nachts 10-12 Stunden alleine in ihrem Bettchen ohne taktile Stimulation verbringen.

Auch nachts ist Körperkontakt wichtig

Das sieht man besonders gut bei Frühgeburten: Jene Kinder, welche vermehrt in einem Brutkasten liegen, zeigen eher

Mangelerscheinungen als solche, welche mit der *Känguru-Methode* (dabei werden die Babys direkt auf den Körper der Mutter gebunden) betreut werden.

Einschlafen an der Brust

Gestillte Babys schlafen oft am besten an der Brust ein. Anfangs wird dies noch gerne toleriert, doch mit der Zeit beginnen viele Mütter (auch wegen Druck von Angehörigen oder Ratschlägen einer Fachperson) zu befürchten, sie würden ihrem Kind damit eine lästige Gewohnheit anerziehen.

Saugen hat eine beruhigende Wirkung

Warum schlafen Babys an der Brust so gut ein? Das Saugen und die Muttermilch haben eine beruhigende Wirkung auf das Kind. Daran sind einerseits Inhaltsstoffe in der Muttermilch, als auch im Organismus des Kindes ausgeschüttete *Endorphine* (Glückshormone) beteiligt. Außerdem erfährt das Kind intensive Nähe und Körperkontakt. Stillen hat aber auch eine positive und beruhigende Wirkung auf die Mutter (dank des Hormons *Prolaktin*) und hilft ihr beim Einschlafen.
In vielen Kulturen schlafen die Kinder über mehrere Monate bis Jahre an der Brust ein, ohne dass dies ein Problem darstellt. Im besten Fall hört das Kind ganz alleine damit auf, wenn sein Bedürfnis nach dieser intensiven Nähe beim Einschlafen erfüllt ist.

Viele Fachleute warnen davor, das Baby an der Brust einschlafen zu lassen. Dahinter steckt die Idee der *Konditionierung*: Wenn das Baby nur an der Brust einschlafen könne, finde es nachts, wenn es aufwacht, den Schlaf auch nur auf diese Weise wieder. Folglich könne ein Baby, welches ohne Brust einschläft, auch nachts ohne Mamas Hilfe wieder einschlafen. Kurz gesagt, erhofft man sich, ein Baby, welches nicht an der Brust einschläft, schlafe früher durch.

Dabei wird verschwiegen, dass es sich hier um einen Entwicklungsprozess handelt, der mit 6 Monaten noch lange nicht abgeschlossen ist. Früher oder später wird aber jedes Kind ohne Brust einschlafen können und sich abstillen. Die Frage ist hier nur, ob wir ihm die dafür nötige Zeit geben.

Dass sich die nächtliche Entwöhnung von der Brust bei Kindern im ersten Lebensjahr so schwierig gestaltet, spricht in meinen Augen dafür, dass es von der Natur nicht vorgesehen ist, so früh (nachts) abzustillen. Wenn wir davon ausgehen, dass sich ein Kind zwischen zwei und vier Jahren von selbst abstillt, fällt das Abstillalter in eine Entwicklungsphase, in der sich das Kind schon weitgehend selbst beschäftigen kann. Die sprachlichen Fähigkeiten sind dann so weit ausgereift, dass man das veränderte Einschlafritual erklären und durch attraktive Alternativen ersetzen kann.

Abstillen ist von der Natur nicht im 1. Lebensjahr vorgesehen

Für ein Kind ist es in keiner Hinsicht schädlich, über Monate oder sogar Jahre an der Brust einzuschlafen. Der einzige Grund, daran etwas zu ändern, ist die – berechtigte! – Tatsache, dass die Mutter dies als störend empfindet. Es sollte aber ihr eigener Wunsch sein, diesen Zustand zu ändern und nicht auf äußeren Druck erfolgen.

Wenn eine Mutter, deren Kind bisher immer beim Stillen eingeschlafen ist, etwas an dieser Situation ändern möchte, findet sie dazu auf Seite 71 Anregungen.

Nächtliches Stillen

Viele Kinder, welche an der Brust einschlafen, möchten oft auch nachts wieder in den Schlaf gestillt werden, wenn sie aufwachen. Obwohl die meisten Babys mit zunehmendem Alter längere Schlafphasen aufweisen, verläuft diese Entwicklung nicht immer linear. Es geschieht häufig, dass Babys, welche bereits durchgeschlafen haben, plötzlich wieder vermehrt aufwachen und gestillt werden wollen. Manche Mütter haben dann den Eindruck, sie seien die ganze Nacht am Stillen. Gründe hierzu können ein Wachstumsschub, Krankheiten, das Durchbrechen der Zähne oder vermehrte, tägliche Eindrücke sein, die nachts verarbeitet werden. Vielleicht war das Kind am Tag auch zu abgelenkt oder zu lange von der Mutter getrennt, so dass es Nahrung und Nähe in der Nacht nachholt.

Das nächtliche Stillen wird vor allem von denjenigen Müttern als anstrengend und lästig erlebt, welche nachts aufstehen müssen, da ihr Kind alleine schläft.

Nächtliches Stillen ist biologisch sinnvoll

Nächtliches Stillen ist jedoch biologisch höchst sinnvoll und wichtig für die Entwicklung des Säuglings, vor allem im ersten Lebensjahr. Die Größe des Gehirns eines Babys verdoppelt sich im ersten Jahr! „Man muss nur einmal darüber nachdenken, was die viele Muttermilch alles bewirkt und welche Bedeutung die Interaktionen im Zusammenhang mit dem Stillen durch die Mutter haben. Jedes Stillen schafft neue Nervenverbindungen und verhindert, dass bereits bestehende Verbindungen gekappt werden. So wird die Grundlage für die weitere neurologische Entwicklung geliefert." (McKenna, vgl. Anhang)

Stillen dient nicht nur der Nahrungsaufnahme

Die Behauptung, ein Kind brauche mit dem Erreichen von 5 Kilogramm Körpergewicht keine nächtliche Nahrung mehr, berücksichtigt in keiner Weise, dass ein Kind nicht nur ein körperliches, sondern auch ein seelisches Wesen ist. Die Vorstellung, Stillen diene allein der Nahrungszufuhr, steht in völligem Widerspruch zum aktuellen Wissen über die emotionalen Vorteile des Stillens. Wenn das Kind größer wird, sind es selbstverständlich vermehrt emotionale Gründe, warum es nachts erwacht und gestillt werden möchte. Aber auch dieses *Troststillen* hat seine Berechtigung und ist für ein Kind von großer Wichtigkeit.

Die positiven Eigenschaften der Muttermilch bleiben außerdem grundlegend, sie liefert unter anderem hochqualitatives Eiweiß, Vitamine und andere Nährstoffe.

Die gegen Erkrankungen schützenden Immunfaktoren steigen sogar ab dem 6. Monat bis gegen das zweite Lebensjahr wieder an und sind zum Teil dem *Kolostrum* (erste Milch nach der Geburt) ähnlich. Dadurch ist das mobiler werdende Kind wieder vermehrt gegen Infektionen geschützt.

Dass das Stillen im Zusammenhang mit dem Schlafverhalten von Säuglingen immer wieder erwähnt wird, geschieht nicht im Sinne einer Wertung: Mir geht es in diesem Buch in erster Linie darum, die nächtlichen Bedürfnisse der Kinder zu schildern. Nähe und Geborgenheit vermitteln kann eine nicht-stillende Mutter genau so gut wie eine stillende. Auch ein Kind, welches nachts eine Flasche erhält und dabei im Arm gehalten wird, kann liebevolle Zuwendung erfahren. Nach Durchbruch der Zähne sollte nächtliches Dauernuckeln an einer Flasche wegen der Begünstigung von Karies vermieden werden.

Nächtliche Zuwendung geschieht nicht nur beim Stillen

Bindungsverhalten

Im Verlauf des ersten Lebensjahres bindet sich ein Kind gefühlsmäßig an seine Mutter oder eine andere primäre Bezugsperson. Entscheidend für die emotionale und psychosoziale Entwicklung des Kindes ist es weniger, wer diese Person ist, sondern ob sie über die ersten Jahre hinweg kontinuierlich verfügbar ist. Obwohl die emotionale Entwicklung eines Kindes von mehreren Faktoren (genetische Veranlagung, Umweltbedingungen etc.) beeinflusst wird, so hat doch die Qualität der Betreuung das größte Gewicht. Dabei sind sowohl das Kind (durch Lächeln, Weinen, Anklammern etc …) als auch seine Bezugsperson (durch Anbieten von Schutz, Trost und Zärtlichkeit) aktiv am Aufbau der Bindung beteiligt.

Wichtige Attribute der primären Bezugsperson sind: Feinfühligkeit und Zuverlässigkeit im raschen Befriedigen der Bedürfnisse des Säuglings und in Bezug auf ihre Verfügbarkeit.

Feinfühligkeit und Zuverlässigkeit sind die wchtigsten Attribute einer Bezugsperson

Dieser Bindungsaufbau beginnt idealerweise gleich nach der Geburt. Spätestens nach den ersten 6 Monaten ist die Bindung bereits so ausgeprägt, dass das Kind eine Trennung als traumatischen Verlust erleben kann.

Anfangs ist ein Säugling an allen menschlichen Gesichtern interessiert, bevorzugt aber zunehmend den Kontakt zu seiner Mutter. Im Laufe des zweiten Lebenshalbjahres erreicht die Phase des Fremdelns ihren Höhepunkt. Das Kind reagiert verängstigt auf fremde Personen und Orte. Seine Gefühle sollten unbedingt ernst genommen und ihm unangenehme Erfahrungen möglichst erspart werden. Fremdeln ist ein Beweis dafür, dass der Bindungsaufbau des Säuglings mit seiner Bezugsperson bisher erfolgreich zustande gekommen ist.

Fremdeln und Anhänglichkeit zeigen ein gesundes Bindungsverhalten

Mit etwa 8–10 Monaten ist ein Kind motorisch in der Lage, sich durch Krabbeln selbständig von der Mutter zu entfernen. Außerdem beginnt sich bei ihm langsam eine Vorstellung von Raum und Zeit zu entwickeln. Gegen Ende des ersten Lebensjahres, mit Einsetzen der *Objektpermanenz*, gewinnen immer mehr auch die Neugier und der Entdeckertrieb Oberhand. Objektpermanenz bedeutet, dass ein Kind von der Existenz eines Objektes (Person oder Gegenstand) weiß, obwohl dieses nicht sichtbar ist. Die Mutter oder Bezugsperson sollte aber jederzeit greifbar bleiben.
Diese dem Alter entsprechende Anhänglichkeit ist, wie zuvor das Fremdeln, Ausdruck einer geglückten Bindung. Die Grundbedürfnisse des Säuglings nach Schutz und Geborgenheit sind wichtiger Bestandteil seiner gesunden Entwicklung und sollten von den Bezugspersonen unbedingt ernst genommen und befriedigt werden. Die Erfahrung zeigt, dass je mehr sich eine Mutter von ihrem Kind zu trennen versucht, es umso anhänglicher wird. Diese Trennungsangst soll das mobiler werdende Kind davor bewahren, sich allzu weit von der Mutter zu entfernen und in Gefahr zu geraten.

Verlaufen diese Prozesse optimal, ergibt sich daraus eine sichere Bindung. Sicher gebundene Kinder verfügen über ein gutes Selbstwertgefühl und Urvertrauen. Der Fremde-Situations-Test ist ein empirisches Instrument zur Überprüfung der Bindungsqualität zwischen dem ersten und zweiten Lebensjahr durch eine Fachperson. Ein sicher gebundenes Kind zeigt folgendes typisches Verhalten:
Es spielt mit seiner Mutter, während sich eine fremde Person dazu begibt. Das Kind nimmt freundlich, aber distanziert Kontakt zur fremden Person auf. Verlässt nun die Mutter den Raum, reagiert es unglücklich, weint vielleicht und lässt sich von der fremden Person teilweise trösten. Über den Verlust der Mutter ist es traurig, es vertraut aber darauf, nicht im Stich gelassen zu werden. Kehrt die Mutter zurück, begrüsst es diese freudig und spielt kurze Zeit später entspannt weiter.
Unsicher gebundene Kinder reagieren in derselben Situation entweder mit Gleichgültigkeit, extremer Ängstlichkeit oder Wut, da ihnen das Vertrauen in eine zuverlässige Betreuung ihrer Bezugsperson fehlt. Untersuchungen haben zudem ergeben, dass sowohl die Herzfrequenz als auch der Cortisolspiegel im Speichel von unsicher gebundenen Kindern höher ansteigt, auch wenn äußerlich keine Stressreaktion ersichtlich ist.

Der Fremde-Situations-Test zeigt die Bindungsqualität

Der Säugling baut sein Vertrauen in sich selbst und seine Bezugspersonen ganz langsam auf. Jede beängstigende Erfahrung im ersten Lebensjahr bringt dieses Gerüst wieder ins Wanken. Wenn die Erfahrungen eines Kindes in dieser ersten Zeit größtenteils negativ sind, das heißt, wenn es wenig Nähe, Körperkontakt und Bedürfnisbefriedigung erfährt, wird es das Dasein mit Enttäuschung, Angst und Ohnmacht verbinden. Diese negativen Gefühle beeinträchtigen die Hirnentwicklung einiger Regionen, welche unter anderem für die Verarbeitung der Emotionen und des sozialen Verhaltens zuständig sind.

Negative Gefühle beeinträchtigen die Gehirnentwicklung

Eine sichere Bindung ist die beste Voraussetzung fürs Leben

Wird ein Kind oft sich selbst überlassen, mit der Idee, dass es sich schon daran gewöhnen und sich schneller aus seiner Abhängigkeit lösen werde, reagiert es darauf entweder umso fordernder oder frustriert. Die *sichere Bindung* gilt nach zahlreichen wissenschaftlichen Studien gesichert als der beste Start ins Leben. Sie stellt eine sichere Basis für die Entwicklung dar und ermöglicht eine optimale Balance zwischen Schutz- und Entdeckungsbedürfnis (Herbst; vgl. Anhang). Es ist daher kontraproduktiv, die Selbständigkeitsentwicklung des Kindes verfrüht fördern zu wollen, indem man in der Bindungsphase nicht auf seine Bedürfnisse eingeht. Die unerfüllten Bedürfnisse des Kindes werden seine psychosoziale Weiterentwicklung behindern und erschweren eine Loslösung.

Lesen Sie auch unter www.sicherebindung.at

In der Phase der Selbständigkeitsentwicklung durchlebt das Kind eine stark ambivalente Gefühlswelt. Einerseits fühlt es sich noch an die Mutter (oder eine andere Bezugsperson) gebunden, andererseits entfaltet es seinen eigenen Willen. Der Loslösungsprozess geht im Idealfall vom Kind aus und dauert bis zum Kindergartenalter an. Das Kind *will* sich lösen und zunehmend selbständig werden, soll das Tempo aber selbst bestimmen können. Natürlich sind das Leben und die Beziehung zwischen Eltern und Kind nicht immer perfekt und harmonisch, und jedes Kind kann aus negativen Erfahrungen auch lernen. Das berechtigt die Bezugspersonen aber nicht dazu, dem Kind (aus erzieherischen Gründen) seine Bedürfnisse zu verwehren und es sich selbst zu überlassen.

Schlafstörung oder falsche Erwartung?

Kindliche Schlafprobleme sind eine große Sorge westlicher Eltern. Diese wissen oft wenig bis gar nichts über den Aufbau des kindlichen Schlafes und gehen davon aus, dass ein Kind das gleiche Schlafverhalten wie ein Erwachsener aufweist.

Das Einschlafen und nächtliche Aufwachen erlebt das Kind als beängstigende Situation, wenn es von den Eltern getrennt ist und deren Schutz entbehrt. Im Alter von ca. acht Monaten, in der Phase des Fremdelns, passiert es, dass Kinder, welche bereits durchschliefen, nachts wieder vermehrt aufwachen. Dies wird dann oft mit einer Schlafstörung verwechselt. Meistens brauchen die Kinder nur die Versicherung, dass alles in Ordnung ist. Der Zuspruch einer vertrauten Stimme oder ein kurzes Nuckeln an der Mutterbrust genügen, um das Kind wieder einschlafen zu lassen.

Der Mensch ist ein biologisches Wesen. Das heißt, das Verhalten eines Babys wird nicht durch kulturelle Normen und Werte gesteuert, sondern durch seine natürlichen biologischen Bedürfnisse. Gerade in unserer zivilisierten Welt ist der erwachsene Mensch schon so sehr beeinflusst, dass er sich oft nicht mehr von seinen Instinkten, sondern von den gesellschaftlichen Vorstellungen leiten lässt. Dies führt zu einer logischen Diskrepanz zwischen den Fähigkeiten eines Säuglings und den Erwartungen seiner Eltern. Ein Baby schreit nicht, weil es *verwöhnt* oder *unerzogen* ist, sondern weil es nicht anders *kann*. Auch wenn es gerne den Erwartungen seiner Eltern entsprechen möchte, ist es dazu oft gar nicht in der Lage. Ohne nach fachlichen und biologischen Begründungen zu suchen, übernehmen viele Eltern kulturelle pädagogische Überzeugungen.

Gesellschaftliche und kulturelle Normen verdrängen Instinkte

Gerade in Bezug auf die Kindererziehung sind Eltern oft nicht sehr ehrlich. Es macht sich viel besser, schon von kleinen Kindern behaupten zu können, dass sie früh durchschlafen und immer *brav* sind. Viele Eltern verschweigen die Schlafprobleme oder die Wutanfälle ihrer Kinder, weil sie befürchten, als Versager dazustehen. Sie schämen sich oft zuzugeben, dass ihr Kind bei ihnen im Bett schläft oder dass sie mehrmals pro Nacht aufstehen, um es zu beruhigen. Bemerkungen von anderen erwecken in ihnen den Eindruck, nicht richtig zu handeln oder

ihr Kind zu verwöhnen. Dabei könnten gerade diese Eltern stolz auf sich sein. Sie verhalten sich nämlich naturgemäß richtig und stärken die psychosoziale Entwicklung ihres Kindes.
Wenn wir in Bezug auf dieses Thema nicht ehrlich sind, helfen wir mit, anderen Eltern ein unrealistisches Bild zu vermitteln. Bestimmt gibt es Kinder, die problemlos ein- und durchschlafen. Wenn aber Eltern das Gefühl haben, nur *ihr* Kind tue sich schwer damit, kommen sie zur Überzeugung, etwas falsch zu machen oder einfach nicht konsequent genug zu sein.

Kindliche Schlafstörungen sind ein vorwiegend westliches Phänomen

In nicht-westlichen Kulturen existieren kaum Schlafstörungen bei kleinen Kindern. Es ist aber nicht der Fall, dass jene anders schlafen. Alle Kinder haben mehr oder weniger das gleiche Schlafmuster. Anderswo werden die kindlichen Schlafgewohnheiten deshalb nicht thematisiert, weil es in diesen Kulturen als normal angesehen wird, dass Kinder von Familienangehörigen in den Schlaf begleitet werden und auch nachts deren Nähe bedürfen.

> Auf die Frage: „Wann erwarten Sie, dass ein Kind die Nacht durchschläft?" antworteten
> • Eltern aus Deutschland und Nordamerika:
>   Mit ca. 4–5 Monaten
> • Eltern aus Costa Rica und Kamerun: Mit ca. 3,5 Jahren
> • Eltern aus Indien: Mit knapp 5 Jahren
> Auf die Frage: „Wann erwarten Sie, dass ein Kind alleine schläft?" antworteten
> • Eltern aus Deutschland und Nordamerika:
>   Mit ca. 4–6 Monaten
> • Eltern aus Kamerun: Mit 5 Jahren
> • Eltern aus Costa Rica: Mit 6 Jahren
> *(Entwicklungspsychologischen Studie nach Keller; vgl. Anhang)*

Es ist höchst interessant, dass es in Bezug auf die Erwartung von Eltern, mit welchem Alter ihr Kind alleine beziehungsweise durchschlafen solle, massive kulturelle Unterschiede gibt. Dies spiegelt wider, warum das kindliche Schlafverhalten nur in unserem Kulturkreis ein Problem darstellt. Hätten wir auch die Erwartung, ein Kind schlafe erst mit 3 oder 4 Jahren durch, käme niemand auf die Idee, mit einem Baby den Arzt aufzusuchen, um über eine Schlafstörung zu klagen.

Meiner Ansicht nach wird ein natürliches Phänomen – nämlich, dass viele Kinder im ersten, zweiten oder sogar im dritten Lebensjahr noch nicht durchschlafen und nicht alleine einschlafen *können* – zu einem Problem gemacht, weil die kulturelle Erwartung in Bezug auf das kindliche Schlafverhalten nicht angemessen ist. „Schlafgewohnheiten oder Schlafverhalten sind beim Kind wie beim Erwachsenen – je nach biologischen Eigenheiten, kulturellen Normen und familiären Bedürfnissen – sehr unterschiedlich ausgeprägt. Ein ‚normales' Schlafverhalten gibt es nicht. Eine kindliche, nicht organisch bedingte Schlafstörung wird weitgehend von den Eltern oder anderen Bezugspersonen definiert. Halten z.B. die Eltern das nächtliche Erwachen ihres Kindes nicht mehr aus, leidet das Familienleben darunter. Ist der Schlaf der Eltern und damit deren Leistungsfähigkeit und Wohlbefinden in hohem Maße beeinträchtigt, spricht man von einer kindlichen Schlafstörung." (Jenni/Benz 2007, 315) Vorausgesetzt, es gibt keine pathologischen Ursachen für das störende Schlafverhalten des Kindes, sollte man korrekterweise nicht von einer kindlichen Schlaf*störung*, sondern vielmehr von einem *Bedürfnis-Misfit* (= die Bedürfnisse von Eltern und Kind stimmen nicht überein) sprechen. Denn solange die Eltern auf die nächtlichen Bedürfnisse ihres Kindes eingehen, hat jenes kein Problem; seine *Eltern* hingegen fühlen sich gestört.

Das kindliche Schlafverhalten wird von den Eltern als „Störung" definiert

Schliefen Kinder früher besser?

Vor 100.000 Jahren durchlitten Eltern keine inneren Konflikte, weil ihr Gefühl ihnen etwas sagte, was ihrem Verstand (oder den Anweisungen anderer) widersprach. Sie kümmerten sich instinktiv um ihre Kinder, welche sich auch nachts in ihrer unmittelbaren Nähe befanden.

In den letzten 200 Jahren wurde die Beziehung zwischen Mutter und Kind zunehmend distanzierter

Vor etwa 200 Jahren schliefen „fortschrittliche" Eltern und Kinder bereits in getrennten Räumen, jedenfalls in gut situierten Schichten. Bis zu diesem Zeitpunkt hatte eine Familie schon rein aus Platzmangel Zimmer oder Bett geteilt. Die Religion und die Pädagogik brachten nun aber neue Ansätze zur Kindererziehung und zur Sexualität. Mütter sollten ihre Sprösslinge nicht allzu sehr verzärteln und Kinder sollten alleine schlafen, um nicht sexuell verdorben zu werden. Auch Wiege und Wickeln wurde von Medizinern verboten, womit dem Kind sogar der Ersatz für den mangelnden Körperkontakt verwehrt wurde. Mit dem industriellen Zeitalter fielen zudem die Großfamilien auseinander und viele Mütter arbeiteten tagsüber außer Haus, wodurch die Mutter-Kind-Bindung noch distanzierter wurde.

Die Erziehungspropaganda des Dritten Reiches setzte eine harte Linie durch: Schreienlassen, Zuwendung nur wenn absolut nötig und Fütterung nach starrem Zeitplan waren unter anderem die Ideale dieser Zeit (Chamberlain; vgl. Anhang).

Im 20. Jahrhundert wurden Mutter und Kind oft gleich nach der Geburt getrennt. Das Krankenhauspersonal brachte der Mutter das Baby in der Regel alle 4 Stunden zum Stillen, wenn es überhaupt gestillt wurde. Nachts schlief es isoliert im Säuglingszimmer. Das so wichtige *Bonding*, das einen idealen Start der Mutter-Kind-Beziehung ermöglicht, wurde dadurch extrem erschwert oder unmöglich gemacht.

Ein „normales Kind" wurde mit der Flasche ernährt und schlief alleine in einem Bettchen. Der nächtliche Kontakt zwischen ihm und seinen Eltern wurde auf ein Minimum reduziert, da man der

Überzeugung war, nur so würde es sich zu einem gesunden und unabhängigen Erwachsenen entwickeln können.
In Anbetracht der Tatsache, dass die folgenden Generationen schon von Geburt an lernten alleine zu schlafen, ist es interessant, dass zwei Drittel aller Erwachsenen heute unter Ein- und Durchschlafstörungen leiden.
Das getrennte Schlafen von Eltern und Kindern stellt in der Menschheitsgeschichte eine relativ kurze Erscheinung dar. Und dies auch nur in großen Teilen der westlichen Welt; in anderen Kulturen (auch in zivilisierten wie in Japan) ist es selbstverständlich, dass Kinder über mehrere Jahre bei ihren Eltern schlafen.

Getrenntes Schlafen hat keine lange Tradition

Fallbeispiel Moderne Kleinfamilie

Sonja und Max sind gerade glückliche Eltern geworden. Nach der Geburt schläft Luca, ihr Sohn, vorerst einmal im eigenen Bettchen im Elternschlafzimmer. Dass sie ihn nicht gleich zu sich ins Bett nehmen, darüber ist sich das Paar einig. Ihre Beziehung soll ja nicht zu kurz kommen und sie wollen bei Luca keine *falsche Gewohnheit* entstehen lassen. Mit dem Stillen klappt es gut. Nachts wacht Sonja auf, wenn Luca zu wimmern anfängt, und stillt ihn. Dazu muss sie kurz aufstehen; nach dem Stillen legt sie ihn wieder in sein Bettchen.
Mit sechs Monaten entschließt Sonja sich, wieder zu ihrer früheren Arbeitsstelle zurückzukehren. Luca wird abgestillt und soll von nun an in seinem eigenen Zimmer schlafen, welches seine Eltern wunderschön hergerichtet haben. Tagsüber geht Luca in die Kindertagesstätte. Sonja leidet anfangs unter der Trennung, aber sie ist überzeugt, dass es richtig ist, wieder arbeiten zu gehen. Alle ihre Freundinnen machen es so. Außerdem hat sie sich mit der

ausschließlichen Mutterrolle irgendwie minderwertig, gelangweilt und einsam gefühlt. Luca wird es bestimmt gut tun, mit anderen Kindern zu spielen und selbständig zu werden. Man darf als Mutter das Kind ja nicht allzu sehr an sich binden.

Die Zeit, die nun folgt, ist überaus anstrengend. Das Einschlafen, welches an der Brust recht schnell ging und für beide angenehm war, erschwert sich und dauert nun viel länger. An manchen Abenden sitzt Sonja eine Stunde neben dem Gitterbett und wartet, bis Luca einschläft. Wenn sie ihn herumträgt, geht es einfacher, aber sie möchte, dass er lernt, in seinem Bettchen einzuschlafen.

Außerdem schläft Luca noch nicht wie erwartet durch. Reicht ihm wohl die abendliche Flasche nicht? Immer wieder erwacht er nachts und weint. Nun müssen Sonja oder Max ganz aufstehen und das Licht anmachen. Wenn sie bei Luca im Kinderzimmer ankommen, schreit er schon ziemlich laut. Müde bereiten sie ihm in der Küche eine Flasche zu und halten dabei den schreienden Luca auf dem Arm. Bis die Flasche parat ist, sind alle hellwach und aufgebracht. Nur mühsam schläft ihr Sohn wieder ein; die Eltern finden den Schlaf oft nicht wieder. In manchen Nächten weckt er sie mehrmals und am Morgen fühlen sie sich wie gerädert.

Sonja war bereits mit Luca beim Kinderarzt: Medizinisch gesehen ist alles in Ordnung. Die jungen Eltern sind irritiert und fragen sich, ob sie etwas falsch machen. Alle ihre Freunde haben Kinder, die bereits problemlos durchschlafen. Sonja und Max sind immer erschöpfter. Zeit zu zweit haben sie schon gar keine mehr, da Luca vor allem abends sehr anhänglich ist. Zwischen dem Paar wird die Stimmung zunehmend gespannter, Streitereien häufen sich. So haben sie sich das Familienleben wirklich nicht vorgestellt!

Woran liegt es, dass der Traum der modernen Kleinfamilie zum „Albtraum" wird? Sonja und Max haben doch alles perfekt gemacht – warum gestaltet sich das Ganze trotzdem als so schwierig? Die Antwort ist nicht so einfach. Menschen sind Individuen und es gibt zum Glück keine pauschalen Rezepte. Ich möchte hier einige Hindernisse aufzeigen:

- Sonja und Max sind davon überzeugt, dass Luca alleine schlafen solle, um ihr Beziehungsleben nicht zu gefährden. Ihr Beziehungsleben ist aber durch die Erschöpfung stark konfliktgeladen. Es ist genau das eingetroffen, was sie verhindern wollten, obwohl sie Luca nicht zu sich ins Bett nahmen. Sie verhalten sich so, wie es in unserer Kultur erwartet wird.
- Luca wird mit 6 Monaten abgestillt, aus dem Elternschlafzimmer ausquartiert und geht nun regelmäßig in die KITA, die Mutter arbeitet wieder. Für Luca sind das viele schwierige und beängstigende Veränderungen in einem kurzen Zeitraum. Kein Wunder, dass er sich anhänglicher verhält und auch nachts vermehrt Sonjas Nähe sucht. Er ist noch nicht so weit, so häufig von seiner wichtigsten Bezugsperson getrennt zu sein. Das Abstillen allein ist ein Verlusterlebnis. Plötzlich alleine in einem dunklen Zimmer zu schlafen, kann für ein Kind sehr beängstigend sein. Luca hat noch nicht die kognitive Fähigkeit zu verstehen, dass seine Eltern trotz Abwesenheit weiterhin existieren.

Abstillen und allein zu schlafen sind Verlusterlebnisse

- Sonja und Max beginnen an sich selbst zu zweifeln. Sie vergleichen sich mit ihren Bekannten, welche scheinbar keine derartigen Probleme mit ihren Kindern haben. Aber Eltern geben grundsätzlich nicht gerne zu, wenn sie sich in ihrer Rolle überfordert fühlen. Sonja und Max kommen zum Schluss, dass sie etwas falsch machen, wo andere erfolgreich waren. Sie entfernen sich von ihrer elterlichen Intuition und vertrauen stattdessen auf Ratschläge von anderen. Dabei sind es Sonja und Max, welche ihren Sohn Luca am besten kennen und erkennen könnten, was er braucht.

Ein Kind verhällt sich nicht nach Zeitplan

- Es gibt kaum Erwachsene, die ohne Terminkalender zurechtkommen. Unser Alltag ist durchprogrammiert – Pünktlichkeit ist eine Tugend und Zeit ein Luxus. Kinder lassen sich aber nicht in solch festgelegte Schemata pressen und das Leben mit ihnen ist nicht genau planbar. Eltern fühlen sich zwischen den Anforderungen ihrer Umwelt und den zeitlosen Bedürfnissen ihres Kindes hin und her gerissen. Sie selbst müssen sich überall anpassen, ihr Kind verhält sich aber nicht nach fixem Zeitplan.
- Sonja und Max möchten in allen Bereichen (Familie, Beziehung und Beruf) des Lebens erfolgreich sein. Einige von uns sind fähig, in mehreren dieser Bereiche gleichzeitig große Leistungen zu erzielen. Wenn alle dabei glücklich sind, ist nichts dagegen einzuwenden. Die Realität zeigt aber oft das Gegenteil: Überforderte Eltern, unerfüllte Beziehungspartner und „schwierige" Kinder. Viele Männer stehen unter enormem beruflichem Druck, sollten gleichzeitig zu Hause ein hilfsbereiter Partner und liebevoller Vater sein. Nicht allen Frauen gelingt der Spagat zwischen Beruf und Mutterschaft auf erfüllende Weise, auch wenn dies von den Medien oft so vermittelt wird. Diese Herausforderung meistern junge Eltern im Normalfall ohne den Rückhalt einer Großfamilie.

„Kinder, die schlecht schlafen, können eine große Belastung für die Ehe ihrer Eltern sein und eine ganze Familie an den Rand der Verzweiflung bringen. Dies ist aber nicht der Fehler des Kindes. Es ist der Fehler einer Gesellschaft, in der es die Unterstützung einer Großfamilie nicht mehr gibt. Noch nie wurde von einer Mutter so viel erwartet, mit so wenig emotionaler Unterstützung von außen, wie heute." (Sears 2005, XV; vgl. Anhang)

Co-Sleeping

„Co-Sleeping" ist ein Überbegriff für ganz verschiedene Arten des gemeinsamen Schlafens der Familie, sei dies nun im Elternbett oder in verschiedenen Betten, welche jedoch im selben Raum stehen und dadurch Nähe und Geborgenheit gewährleisten. Der Großteil unserer Weltbevölkerung praktiziert das Co-Sleeping von Eltern und Kindern. Gemeinsames Schlafen stellt somit die Norm und keine Ausnahme dar.

Was ist Co-Sleeping?

Co-Sleeping ist ein Überbegriff für ganz verschiedene Arten des gemeinsamen Schlafens in einem Raum oder Bett. Viele Familien berichten davon, dass ihre Schlafsituation jede Nacht ein wenig anders aussieht oder sogar innerhalb einer Nacht ändert, immer an die jeweiligen Bedürfnisse aller Beteiligten angepasst. So schlafen Eltern und Kind vielleicht anfangs getrennt ein und ein Elternteil begibt sich erst in Verlaufe der Nacht zum Kind, um dort weiterzuschlafen. Oder aber das Kind schläft bei den Eltern ein und wird später ins eigene Bett gelegt. Manche Eltern stellen ein großes Bett ins Kinderzimmer, damit ein Elternteil – wenn nötig - dort schlafen kann. Es gibt so viele Co-Sleeping-Varianten, wie es Familien gibt.

> Co-Sleeping meint Formen gemeinsamen Schlafens

Ich verwende hier bewusst nicht den ebenfalls verbreiteten Begriff *Familienbett*, da sich viele Menschen darunter vorstellen, das Kind schlafe *im* Bett der Eltern. Dies ist aber nicht die einzige Möglichkeit, dem kindlichen Bedürfnis nach nächtlicher Nähe nachzukommen. Genauso gut kann das Kinderbett (oder ein sog. Babybalkon) direkt neben das Elternbett gestellt werden, oder das Kind (ab einem Jahr) schläft zusammen mit einem Geschwister. *Co-Sleeping* beinhaltet alle Formen des gemeinsamen Schlafens, bei denen eine unmittelbare Nähe gewährleistet ist. Eltern müssen selbst entscheiden, welches Schlafarrangement für sie passend ist und es kann durchaus Sinn machen, verschiedene Varianten auszuprobieren. Vielleicht schläft das Baby anfangs bei den Eltern im Bett, später in einem Kinderbett daneben und danach zusammen mit einem Geschwisterkind.

Vorteile des Co-Sleepings

Warum eigentlich werden Kinder in unseren Breiten alleine in ein Zimmer zum Schlafen gelegt? „Aus unerfindlichen Gründen sind

viele Eltern der Ansicht, dass Kinder alleine besser schlafen. Das Gegenteil trifft zu. Gemeinsames Schlafen hat für die Kinder und die Eltern einen immensen Vorteil: Die Kinder fühlen sich nachts nicht alleingelassen! Kinder, die mit ihren Geschwistern schlafen, suchen nur ausnahmsweise und dann zumeist aus einem triftigen Grund, beispielsweise wegen Krankheit, das elterliche Schlafzimmer auf." (Largo 2007, 232; vgl. Anhang)
Dabei gibt es viele Vorzüge für das gemeinsame Schlafen:

- Der Prolaktinspiegel der Mutter steigt besonders nachts, durch Körperkontakt und Stillen an. Das Hormon *Prolaktin* fördert die Milchproduktion und hat eine stressreduzierende Wirkung. Es wird auch „Mütterlichkeitshormon" genannt, da es der Mutter hilft, sich feinfühlig um ihr Kind zu kümmern.
- Das nächtliche Stillen wird vereinfacht. Infrarotfilme aus Schlaflabors haben gezeigt, dass Mütter, deren Kinder direkt neben ihnen im Bett liegen, innerhalb von Sekunden auf das unruhige oder erwachende Kind reagieren und es an die Brust nehmen. Das geschieht meistens so schnell und leise, dass das Kind gar nicht weinen muss und gleich wieder einschläft. Geübte Mütter stillen oft liegend und im Halbschlaf, ohne sich später an die nächtliche Stilldauer oder -häufigkeit zu erinnern.
- Babys wachen oft nicht sofort auf, sondern bewegen sich vorher oder wimmern. Wenn die Eltern sofort darauf reagieren und das Baby beruhigen können, schläft es wieder ein, ohne aufzuwachen.
- Stillende Mütter, welche gemeinsam mit ihren Kindern schlafen, stillen in der Regel häufiger. Gerade bei Kindern, welche schlecht gedeihen, verbessert das gemeinsame Schlafen und vermehrte Stillen die Gewichtszunahme und Entwicklung. Durch das nächtliche Stillen wird die Milchproduktion regelmäßig angeregt und das Abstillen im Idealfall verzögert.
- Stillkinder sind seltener krank, die Familie erlebt weniger schwierige Nächte.

Vorzüge des gemeinsamen Schlafens

- Die Schlafphasen von Mutter und Kind gleichen sich an. Untersuchungen haben ergeben, dass beim gemeinsamen Schlafen auch die Mutter häufigere REM-Phasen durchläuft. Das erwachende Baby reißt sie somit nicht aus dem Tiefschlaf. Viele Mütter berichten davon, dass sie jeweils ein paar Sekunden, *bevor* ihr Kind aufzuwachen beginnt, wach werden.
- Die Eltern kommen zu mehr Schlaf, da sie nachts nicht aufstehen müssen, und sind dadurch tagsüber ausgeruhter.
- Schläft ein Kind alleine, liegen Mütter oft wach und fragen sich besorgt, ob es ihm wohl gut gehe. Beim Co-Sleeping können sich die Eltern jederzeit vergewissern, dass das Kind nicht zu kalt hat oder zu sehr zugedeckt ist.
- Bei alleine schlafenden Kindern kommt es immer wieder vor, dass diese aus ihrem Bett steigen und sich dabei verletzen. Beim Co-Sleeping ist diese Gefahr nicht gegeben.
- Schreiende Babys werden von verzweifelten Eltern immer wieder heftig geschüttelt, was zu schweren Behinderungen oder sogar zum Tod führen kann. Schlafen Kinder bei den Eltern, sind solche Schreiepisoden seltener, bei denen die Eltern ausrasten könnten.
- Die Eltern verbringen auch die Nachtstunden mit dem Kind; gerade Väter und berufstätige Mütter können auf diese Weise viel verpasste Nähe nachholen. Das Kind erfährt zusätzlichen Körperkontakt, was seine Entwicklung begünstigt.
- Das Kind erlebt seltener Albträume. Und falls es doch einmal schlecht träumt, kann es rasch beruhigt werden und weiterschlafen.
- Gedächtnisforscher gehen davon aus, dass jede Erfahrung im Unterbewussten gespeichert wird. Wenn ein Kind es als traumatisch erlebt, alleine – mit Gefühlen von Angst und Einsamkeit – einzuschlafen, lernt es von frühster Kindheit an, das Zu-Bett-Gehen damit zu verbinden. Folglich werden sogar Schlafprobleme von Erwachsenen mit dieser frühkindlichen Prägung in Verbindung gebracht.

Beim Co-Sleeping müssen Eltern nachts nicht aufstehen

- Die Erfahrung hat gezeigt, dass Geschwisterkinder, die das Bett teilen, eine harmonischere Beziehung haben.
- Kinder werden auf Dauer selbständiger, rücksichtsvoller und das Vertrauensverhältnis wird gestärkt. Dadurch, dass auf ihre nächtlichen Bedürfnisse zuverlässig eingegangen wird und sie sich überall und jederzeit willkommen fühlen, können sie viel Sicherheit auftanken und an Vertrauen gewinnen.
- Kinder, die gewohnt sind, bei den Eltern zu schlafen, schlafen in deren Gegenwart oft auch an fremden Orten gut. Ferien und Reisen werden dadurch vereinfacht.
- Beim gemeinsamen Schlafen besteht unter gewissen Sicherheitsmaßnahmen ein geringeres Risiko für den plötzlichen Kindstod (siehe Seite 57ff).

Nächtliche Bedürfnisse des Kindes

Kinder benötigen in den ersten Jahren besonders auch nachts die Nähe einer Bezugsperson. Durch die Dunkelheit werden Ängste und das Bedürfnis nach Geborgenheit noch viel intensiver. Wenn ein kleines Kind die Mutter nicht mehr fühlen oder sehen kann, existiert sie praktisch nicht mehr.
Alle materiellen Einschlafhilfen wie Musikdosen, Kuscheltiere oder Schnuller sind nur ein unzureichender Ersatz für die menschliche Nähe. Ein lebloser Gegenstand, der keine Liebe erwidert, kann das kindliche Grundbedürfnis nach Wärme und Geborgenheit nicht erfüllen. Da ein kleines Kind noch keinen Zeitbegriff hat und sich nicht vorstellen kann, dass sich seine Eltern im Zimmer nebenan befinden, erlebt es einen Verlust, über den es sich nicht hinwegtrösten kann.

Materielle Einschlafhilfen ersetzen nicht menschliche Nähe

Kinder werden heutzutage immer früher in Fremdbetreuung gegeben. Wie viel Nähe und Körperkontakt ist zwischen Eltern und Kind noch möglich, wenn es nachts alleine schlafen muss?

Kinder brauchen eine Beziehung mit Qualität und Quantität!

Am Morgen beeilen sich alle, damit das Kind rechtzeitig in der Kindertagesstätte abgegeben wird und die Eltern nicht zu spät zur Arbeit kommen. So bleiben bestenfalls abends einige Stunden, um die Eltern-Kind-Beziehung zu intensivieren. Aber reicht das wirklich? Der Vorwand, es gehe ja schließlich um Qualität, nicht um Quantität, ist hier nicht gültig. Nach einem langen Arbeitstag wartet schließlich auch noch der Haushalt darauf, erledigt zu werden. Unsere Kinder brauchen sowohl Qualität als *auch* Quantität! Überall dort, wo einer der Beziehungspartner nicht selbständig und in vielen Bereichen vom anderen abhängig ist, braucht es definitiv nicht nur Qualität. Eine Krankenschwester kann ihren Patienten auch nicht sagen: „Ich komme jetzt nur noch jeden zweiten Tag zu Ihnen, pflege Sie dann aber umso besser". Das gleiche gilt für unsere Kinder. Für Kinder, die tagsüber von ihren Eltern getrennt sind, ist es von großem Vorteil, wenn diese in der Nacht ganz nahe sind.

Oft wird das Co-Sleeping als eine Art Notlösung angewandt, nachdem das Kind bereits alleine geschlafen hatte, jedoch immer nach den Eltern rief. In diesem Fall funktioniert es meistens nicht so reibungslos, wie wenn es von Anfang an praktiziert wurde. Viele Eltern berichten, dass ihr Kind in ihrem Bett dann sehr unruhig schlief, häufig erwachte oder sich quer hinlegte. Es müssen sich alle zuerst an die neue Schlafsituation gewöhnen! Und wie gesagt, ist das gemeinsame Schlafen im Elternbett nicht die einzige Form von Co-Sleeping. Wenn es den Eltern zusammen mit dem Kind im Bett zu eng wird, können sie auch ein zusätzliches Bett daneben stellen.

Geben Sie nicht gleich nach der ersten Nacht auf, sondern versuchen Sie es mindestens 2-3 Wochen! Wenn außerdem noch negative Gefühle der Eltern vorhanden sind, das heißt, das Kind wird im Elternbett eher toleriert als liebevoll aufgenommen, kann es sein, dass es sich auch nicht wohl fühlt. Kinder sind sehr sensibel und versuchen auf Kosten der eigenen Bedürfnisse den

Eltern zu gefallen. Hier kann es hilfreich sein, wenn die Eltern sich mit ihren Gefühlen auseinandersetzen. Stört es sie wirklich, wenn ihr Kind bei ihnen schläft oder befürchten sie nur, etwas falsch zu machen?

Vater-Beziehung

Dass ein Säugling anfangs nur seine Mutter zu brauchen scheint und durch das Stillen sehr viel Zeit und Nähe mit ihr genießt, ist für den Vater nicht immer einfach. Vielleicht fühlt er sich ausgeschlossen und möchte eine genauso intensive Beziehung zu seinem Kind aufbauen, oder aber er vermisst die Zeit, als er seine Partnerin noch nicht mit seinem Kind teilen musste.
Die Unterstützung des Vaters ist in unserem Kulturkreis aber von immenser Bedeutung für die Mutter-Kind-Bindung. Fühlt sich die Mutter ständig gezwungen, zwischen den Bedürfnissen ihres Kindes und denen ihres Mannes zu entscheiden, können sich ihre mütterlichen Instinkte nur schlecht entfalten.
Der Vater kann eine andere, nicht minder wertvolle Beziehung zu seinem Kind aufbauen, indem er sich an dessen Pflege beteiligt, es häufig trägt und später viel mit ihm spielt. Für viele Kinder wird der Vater bald zu einem Helden, auf den sie sehr stolz sind und mit dem sich wunderbar herumtoben lässt.

„Unser Sohn hat von Beginn weg mit uns im Bett geschlafen. Anfänglich bin ich oft aufgewacht und habe gehorcht, ob er noch atmet. Auch hatte ich Angst, dass ich im Schlaf auf ihn rolle und ihn erdrücke. Wenn ich heute nachts aufwache, betrachte ich voller Bewunderung meine schlafenden Liebsten: Frau und Kind, ein wahrhaft göttlicher Anblick! Grund genug jedenfalls, um voller Zufriedenheit weiterzuschlafen.

Meine Frau kann im Bett liegen bleiben um zu stillen; ein enormer Vorteil des Familienbettes. Wenn sie eine Nacht durchschlafen will, füttere ich unseren Sohn mit der Flasche. Ich muss allerdings aufstehen, um die Milch aufzuwärmen, genieße es aber umso mehr, danach einfach einzuschlafen wo ich bin: In unserem Bett.

Wenn mein Sohn neben mir liegt, meine Finger fest in seinen Händchen hält und sanft einschläft, strömt die Geborgenheit, die ich ihm gebe, langsam zurück zu mir. Wir sind Tag und Nacht eine Familie. Das Gefühl der Zusammengehörigkeit schafft ein Grundvertrauen, etwas vom Wesentlichsten, das ich meinem Kind mitgeben möchte. Das Beste daran ist, ich tue es im Schlaf."
(Vater)

"Für mich war von Anfang an klar, dass unsere Tochter bei uns schläft. Ich wollte sie auch nachts in meiner Nähe haben. Für meine Partnerin war es ein großer Vorteil wegen des Stillens. Zu Beginn waren die Nächte jedoch turbulent. Unser Kind erwachte sehr häufig und ich hatte Angst, es zu erdrücken. Nach einigen Wochen hatte sich alles eingespielt, die Nächte wurden ruhiger und ich zuversichtlicher. Heute glaube ich fest daran, dass auch der Vater einen Instinkt hat und sich nicht auf das Baby legt. Nach einigen Monaten wollte ich unsere ‚Ehebett' wieder für mich haben, aber Mutter und Tochter waren noch nicht bereit dazu. Also schlief ich auf der Couch, wenn die Nächte unruhig waren oder ich durchschlafen musste. Mittlerweile haben wir eine zweite Tochter und schlafen zu viert. Links und rechts vom Ehebett stehen direkt die Kinderbettchen. So haben alle genügend Platz und unsere Kinder brauchen keine Angst zu haben, wenn sie nachts erwachen.

Es ist sehr schön, wenn sich mein Kind an mich kuschelt und zufrieden einschläft. Trotz allen nächtlichen Störungen und zwischenzeitlichem Schlafmangel möchte ich am Morgen das erste Lächeln und einen Kuss meiner Töchter auf keinen Fall missen."
(Vater)

Wenn die Eltern sich gegenseitig darin unterstützen, ihrem Kind alles Nötige zu geben, wird sich dies sowohl positiv auf die Mutter- als auch auf die Vater-Kind-Beziehung auswirken. Indem der Vater seine Partnerin darin bestärkt, ihr Kind liebevoll zu umsorgen, kann es sich optimal entwickeln und wendet sich bald mit Vertrauen anderen Bezugspersonen, in erster Linie dem Vater, zu.

Sexualität und Beziehung

Eltern, welche ihr Kind bei sich schlafen lassen und deren Sexualleben auf Sparflamme läuft, kommen rasch zum Schluss, das Kind müsse nun endlich lernen alleine zu schlafen. Wird es jedoch verfrüht in eine Selbständigkeit hineingedrängt, zu welcher es noch nicht bereit ist, kann es sich erst recht fordernd und anklammernd verhalten, wodurch sich die Spannungen der Eltern verstärken. Es ist eine Tatsache, dass in vielen Beziehungen die Sexualität nach der Geburt eines Kindes zu kurz kommt. Müdigkeit, Stress oder Konflikte in der Beziehung, Schmerzen im Dammbereich, die hormonelle Veränderung und ein Körper, der nicht mehr so aussieht wie vor der Schwangerschaft, können bei der Frau dazu führen, dass sie vorübergehend keine Lust mehr empfindet. Auch das intensive Erlebnis der Geburt kann die Gefühle der Anziehung und Erotik beeinträchtigen, da die Eltern sich gegenseitig plötzlich in einem anderen Licht sehen.

Das Kind alleine schlafen zu lassen verbessert selten das Sexualleben

Die Anwesenheit des Kindes im Elternbett ist selten die Ursache, wenn junge Eltern keine Lust mehr empfinden. Oder anders ausgedrückt: Wenn die Lust nach Erotik vorhanden ist, finden Eltern Möglichkeiten, um diese auszuleben. Da Müdigkeit ein Faktor ist, der immer wieder als Lustkiller erwähnt wird, ist ein zufrieden bei den Eltern schlafendes Kind bestimmt von Vorteil. Eltern können ihr Kind in einem anderen Zimmer in den Schlaf zu begleiten und erst zu sich zu holen, wenn wirklich Ruhe angesagt ist. Die meisten Kinder befinden sich nach dem abendlichen Einschlafen in einer längeren Tiefschlafphase, welche für romantische Stunden genutzt werden kann. Babys und Kleinkinder erwachen in der Regel erst in der zweiten Nachthälfte häufiger.

> Sowohl Eltern als auch Kinder suchen im gemeinsamen Schlafen nach Geborgenheit

Solange das Kind noch klein ist, gibt es keinen Grund, warum es in einem anderen Zimmer schlafen sollte, auch wenn die Eltern sich in unmittelbarer Nähe lieben. Stören daran wird sich ein Säugling, vor allem wenn er schläft, bestimmt nicht. Und er wird auch keinen Schaden davontragen.

Wenn Ehepartner das Bett teilen, geht es ihnen nicht primär um Sexualität, sondern – wie beim Kind – um Nähe und Körperkontakt, welche das Wohlbefinden verbessern. Bei einer Umfrage kamen Psychologen zum Resultat, dass die Hauptgründe des gemeinsamen Schlafens von Ehepartnern *Intimität* und *Geborgenheit* sind, keineswegs *Sexualität*.

Es ist eine Kunst, sich zuverlässig um kleine Kinder zu kümmern, ohne dass die Partnerschaft zu kurz kommt. Nicht jede Familie hat hilfsbereite Großeltern, die regelmäßig die Kinder betreuen können. Durch das moderne Kleinfamiliensystem ist die Überforderung von jungen Eltern eigentlich schon vorprogrammiert. Was also können Eltern tun?

Das Wichtigste überhaupt ist, dass beide im Dialog bleiben und sich gegenseitig ihre Sorgen, Ängste und Wünsche mitteilen.

Auch wenn die Beziehung der Eltern vor der Geburt des Kindes von Spontaneität geprägt und dadurch aufregend war, kommen die beiden nun nicht mehr um eine gewisse Organisation herum. Das mag anfangs abschreckend und langweilig wirken, aber wenn wir bedenken, dass wir uns als Singles für romantische Treffen auch verabredet haben und uns ja nicht zufällig auf der Straße begegnet sind, dann ist es eigentlich gar nicht so schlimm. Warum also nicht einen Babysitter organisieren und sich für einen bestimmten Abend verabreden?

Organisieren Sie Momente der Zweisamkeit

> Was können Sie tun, wenn Ihr Kind sich nicht vom Babysitter ins Bett bringen lässt? Manche Eltern, deren Kind normalerweise in den Schlaf gestillt wird, meinen, sie können nun nie zusammen abends fortgehen. Ich finde es jedoch schade, an sechs Abenden auf etwas so Schönes wie In-den-Schlaf-stillen zu verzichten, um es dem Babysitter an *einem* Abend der Woche zu vereinfachen.
> Sie könnten zum Beispiel damit anfangen, tagsüber etwas als Paar zu unternehmen. Geht dies gut und fühlt sich Ihr Kind mit dem Babysitter wohl, können Sie Ihren Ausgang vermehrt auf den Abend verschieben. Wenn Sie Ihr Kind vorher länger schlafen lassen, bleibt es während Ihrer Abwesenheit wach, so dass Sie es nach Ihrer Rückkehr selbst zu Bett bringen können. Oder aber Ihr Babysitter geht mit Ihrem Kind spazieren und lässt es im Tragetuch oder im Kinderwagen einschlafen.

Sehr wichtig ist es, dass Eltern einander und sich selbst nicht aus den Augen verlieren. Glückliche, liebende Eltern sind für das Kind das wertvollste Kapital für eine erfüllte Kindheit. Nur sind gewisse Konflikte nicht zu vermeiden. Anstatt aber dem Kind die Schuld zu geben, ist es hilfreicher, die Herausforderung der neuen Rolle anzunehmen. Anstelle sich darüber zu grämen, inwiefern sich ihre Beziehung durch die Ankunft des Kindes verschlechtert hat, können Eltern sich darauf konzentrieren, welche Wachstumschancen sich ihnen durch die veränderte Situation bieten.

Sicherheitsmaßnahmen für das gemeinsame Schlafen

Wenn Eltern eine sichere Variante des Co-Sleeping praktizieren, ist das Kind nicht gefährdet. Folgendes sollten Sie beachten:

- Das Baby liegt besser nicht zwischen den Eltern, sondern nur neben der Mutter. Dies ist sicherer, da sich diese auch im Schlaf der Anwesenheit des Babys bewusster (als der Vater) ist. Wenn Eltern sich jedoch sicher fühlen, ein ausreichend großes Bett zur Verfügung steht und sie das Kind gerne zwischen sich haben, können sie auch diese Variante wählen.
- Das Bett muss so abgesichert sein, dass das Baby in keine Lücke hineinrutschen und sich nirgendwo einklemmen kann (zwischen Bettgestell und Wand bzw. andere Möbelstücke). Es gibt verschiedene sichere Vorrichtungen, damit das Baby nicht aus dem Bett fallen und sich verletzen kann. Lassen Sie sich in einem Fachgeschäft beraten!
- Das Baby braucht kein Kopfkissen und die Kissen der Eltern sollten sich nicht zu nahe bei seinem Kopf befinden.
- Das Baby sollte nur leicht zugedeckt werden oder in einem Kinderschlafsack liegen. Eine Kopfbedeckung ist auch im Winter nicht nötig und kann zu einer Überwärmung führen.
- Sowohl die Eltern als auch das Baby müssen genügend Bewegungsfreiraum haben.
- Stark übergewichtige Eltern sollten sich bewusst sein, dass es zu dritt im Bett wahrscheinlich zu eng und daher unsicher wird. Hier empfiehlt sich ein zusätzliches Bett für das Kind (oder den Vater).

- Eltern sollten nicht gemeinsam mit dem Baby auf einem Sofa, einem Wasserbett oder einer anderen, sehr weichen Unterlage schlafen, in die das Kind einsinken kann.
- Es dürfen keine Bänder, Ketten etc. für das Baby greifbar sein. Es könnte sich einwickeln und verstricken.
- Wenn nachts unerwartet Geschwisterkinder (oder Haustiere) ins Elternbett steigen, wo nun auch das Baby schläft, sollten mögliche daraus entstehende Risiken berücksichtigt und durch geeignete Maßnahmen (zusätzliche Matratze etc.) verhindert werden.
- Frühgeborene Kinder und Zwillinge schlafen sicherer auf einer separaten Unterlage neben dem Elternbett.
- Das Baby sollte nicht lange alleine und unbeaufsichtigt im Elternbett liegen.

Beseitigen Sie alle möglichen Gefahren!

Co-Sleeping als Risiko für den plötzlichen Kindstod?

Viele Eltern haben Angst vor dem plötzlichen Kindstod (oder *SIDS = Sudden Infant Death Syndrome*), der in der westlichen Welt zu den häufigsten Todesursachen im ersten Lebensjahr eines Kindes zählt. Über Jahrzehnte wurden und werden deswegen Eltern immer noch davon abgehalten, ihr Kind zu sich ins Bett zu holen, da das gemeinsame Schlafen zu den Risikofaktoren gezählt wird.

Seit die Rückenlage für Säuglinge propagiert wird, ist die Anzahl der Todesfälle durch den plötzlichen Kindstod um mehr als 50 % zurückgegangen. Aber immer noch passiert es, dass ein Säugling – meistens im Alter von 2 bis 6 Monaten - ganz unerwartet im Schlaf stirbt. Im ersten und nach dem achten Monat ist das Risiko geringer.

Ist gemeinsames Schlafen ein Risikofaktor?

Für den plötzlichen Kindstod gibt es nach wie vor keine genaue Definition. SIDS-Opfer können nach dem Tod durch eine Autopsie nicht exakt identifiziert und von Kindern, welche erstickt sind, unterschieden werden. Wenn also ein Baby, das tot aufgefunden wurde, ein Kissen über dem Kopf hatte oder ihm die Kraft fehlte, aus der Bauchlage den Kopf zu heben, erfolgte ein Sauerstoffmangel und das ausgeatmete Kohlendioxid wurde wieder eingeatmet. In diesem Fall ist das Baby nicht an SIDS verstorben, sondern erstickt.

> Bei SIDS handelt es sich um eine Schlafstörung, bei der das Kind nicht wieder aus einer Tiefschlafphase erwacht. Aufgrund von zu langen Atempausen kommt es zu einem Sauerstoffmangel im Blut. Normalerweise besitzt das Kind einen Schutzmechanismus, der es in diesem Fall erwachen lässt; bei SIDS reagiert es jedoch nicht mit erneuter Atmung. Die REM-Phasen respektive das häufige Erwachen stellen somit einen Schutzfaktor dar (vgl. Seite 22f).

Einem höheren Risiko, an SIDS zu versterben, unterliegen Frühgeborene und Kinder mit zu niedrigem Geburtsgewicht. Kinder, welche nicht gestillt werden und deren Eltern rauchen, sind besonders gefährdet. Weitere Risikofaktoren sind: Die Mutter ist unter 20 Jahre alt, alleinerziehend und unterstützungsbedürftig, nimmt Drogen oder Alkohol zu sich und schläft unter diesen Bedingungen gemeinsam mit ihrem Kind.

Richtig angewandtes Co-Sleeping ist kein Risikofaktor

Wer sich als Befürworter von Co-Sleeping äußert, wird unweigerlich mit der Angst vor dem plötzlichen Kindstod konfrontiert. Immer wieder warnen Fachpersonen irrtümlicherweise davor, die Kinder bei sich schlafen zu lassen, unter anderem wegen der SIDS-Gefahr. Ich sage *irrtümlicherweise*, weil das Co-Sleeping unter Berücksichtigung von Sicherheitsmassnahmen nicht gefährlicher ist. Korrekterweise muss eine Fachperson, welche vor dem gemeinsamen Schlafen warnt, ausdrücklich darauf hinweisen, dass das Risiko für SIDS vor allem dann erhöht ist, wenn das Kind in der Bauchlage schläft und wenn die Eltern rauchen. Abgesehen davon zeigen verschiedene Studien, dass Kinder, welche bei den Eltern schlafen, weniger gefährdet sind, durch den plötzlichen Kindstod zu sterben. Studien sprechen von einem fünf- bis zehnmal höheren Risiko, wenn das Kind alleine in einem anderen Raum schläft.

Babys, welche neben ihrer Mutter schlafen, haben weniger Atemstillstände. Durch die Geräusche und Bewegungen der Mutter werden die Babys immer wieder aus dem Tiefschlaf geholt und atmen dadurch besser und regelmäßiger. Die meisten Kinder, die an SIDS gestorben sind, befanden sich zum Zeitpunkt ihres Todes alleine in einem Zimmer ohne Überwachung einer erwachsenen Bezugsperson. Daher sind sich Experten einig, dass Kinder im ersten Lebensjahr im Elternschlafzimmer schlafen sollten. Meistens wird aber ausdrücklich darauf hingewiesen, das Kind in ein eigenes Bettchen zu legen.

Das Baby darf unter Berücksichtigung der folgenden Präventivmaßnahmen jedoch sehr wohl ins Bett der Eltern:

- Das Baby sollte in der Rückenlage schlafen. Babys, die gestillt werden und neben der Mutter schlafen, wenden sich oft dieser zu und schlafen in der Rücken- oder Seitenlage. Außerdem hat die Mutter in der Nacht häufiger die Möglichkeit, die Schlafposition des Kindes zu kontrollieren.
- Die Eltern dürfen nicht rauchen. Durch den Zigarettenrauch werden Atmung und Herzfrequenz des Kindes beeinträchtigt und es ist anfälliger für Atemwegsinfektionen, was wiederum SIDS begünstigt. Wenn die Eltern Raucher sind, ist es sicherer, das Kind schläft in den

> ersten Monaten im eigenen Bett. Im Schlafzimmer darf keinesfalls geraucht werden.
> - Die Eltern dürfen nicht unter Alkohol-, Drogen- oder Medikamenteneinfluss stehen. Dadurch wird die Fähigkeit, in der Nacht auf das Kind zu reagieren, massiv beeinträchtigt.
> - Das Baby darf nicht zu stark zugedeckt werden und sollte keine Kopfbedeckung tragen. Überwärmung ist ein großes Risiko für SIDS. Es ist von Vorteil, das Schlafzimmer nicht zu heizen (Temperatur nicht über 19° C).
> - Das Baby sollte auf einer festen Matratze, nicht in einem Wasserbett oder auf einem weichen Sofa, schlafen. Es darf nicht einsinken.
> - Gestillte Kinder sind weniger SIDS-gefährdet, was mehrere Studien belegen. Viele SIDS-Opfer waren unmittelbar vor ihrem Tod krank (Infektion der Atemwege oder des Darmes). Stillen bietet gerade vor diesen Erkrankungen großen Schutz. Außerdem erhöht das Saugen den Sauerstoffgehalt im Blut.
> - Bei Babys, welche mit der Flasche ernährt werden, kann nachts ein Schnuller präventiv wirken.

Co-Sleeping praktizierende Kulturen haben weniger SIDS-Fälle

Um die Ursachen von SIDS zu verstehen, haben Forscher dessen Vorkommen und die Schlafgewohnheiten verschiedener Nationalitäten untersucht und verglichen. In Kulturen, die weitläufig Co-Sleeping praktizieren, ist die Anzahl der SIDS-Todesfälle viel geringer.

Eine Ausnahme bilden Minderheiten von solchen Kulturen, die inzwischen ihrer ursprünglichen Kultur entwurzelt sind und trotz praktiziertem Co-Sleeping viele Fälle von SIDS aufweisen. Das Beispiel der Maori in Neuseeland macht dies deutlich: Neuseeland ist in den internationalen SIDS-Statistiken führend, wobei die Häufigkeit von SIDS in der Maori-Bevölkerung mehr als doppelt so hoch ist wie in der Gesamtpopulation. Während früher eine Maori-Mutter fest in ihrer Familie verankert war und auf die Unterstützung von Verwandten zählen konnte, lebt die moderne Maori-Bevölkerung in sozialer Randständigkeit; Arbeitslosigkeit, Alkoholismus und Drogenmissbrauch treten häufig auf. Viele Mütter sind minderjährig und erhalten keinerlei professionelle Unterstützung. Die Kinder dieser Mütter leiden oft unter Infektionen, sind untergewichtig, werden meistens nicht gestillt oder schlafen in Bauchlage. Es kommen also mehrere Risikofaktoren zusammen, welche in der ursprünglichen Lebensweise der Maori nicht existent waren. Dass die Kinder wegen des gemeinsamen Schlafens an SIDS versterben, ist nicht korrekt; es sind vielmehr die äußeren, ungünstigen Umstände, welche das gemeinsame Schlafen begleiten (vgl. Binder-Fritz, 1996; vgl. Anhang).

Nicht das gemeinsame Schlafen führt zum Tod, sondern begleitende Risikofaktoren

SIDS begann in westlichen Kulturen ein alarmierendes Ausmass anzunehmen, als folgende Veränderungen in der Kindererziehung breitflächig zum Tragen kamen: Künstliche Säuglingsernährung anstelle des Stillens, Propagierung der Bauchlage, getrenntes Schlafen von Eltern und Kindern und immer mehr rauchende Mütter. Heute wird zwar mit Erfolg von der Bauchlage abgeraten, aber durch diese Maßnahme alleine konnten weitere SIDS-Fälle nicht verhindert werden. Auch die Wichtigkeit des Stillens wird zunehmend propagiert, meistens wird aber der Zusammenhang von getrenntem Schlafen und frühzeitigem Abstillen ignoriert. Nicht das gemeinsame Schlafen ist gefährlich, sondern die unsicheren Arten von dessen Praktizierung.

Co-Sleeping in anderen Kulturen

Völkervergleichende Studien zeigen, dass das gemeinsame Schlafen von Region zu Region recht unterschiedlich aussieht. Was aber fast alle nicht-industriellen Völker verbindet, ist die Art der

Kinderbetreuung: So befinden sich die Kinder ständig im Zentrum des Geschehens, werden nach Bedarf gestillt, häufig getragen und teilen den Schlafplatz mit Familienangehörigen. Da viele westliche Eltern in ihrem Umkreis niemanden kennen, der das Co-Sleeping (offen) praktiziert, kommen hier einige Mütter zu Wort.

Elternberichte

„Unsere erste Tochter schlief nach der Geburt neben unserem Bett. Zum Stillen nahm ich sie aus ihrem Bett und legte sie meistens wieder zurück. Manchmal schlief ich aber dabei ein, wodurch sie dann bei uns blieb. Sie ganz zu uns ins Bett zu nehmen wagte ich nicht, da man mich wegen dem plötzlichen Kindstod davor gewarnt hatte.
Mit 5 Monaten legten wir unsere Tochter in einem eigenen Zimmer schlafen, wo sie auch eine zeitlang gut schlief. Drei Monate später benötigte sie jedoch abends und nachts wieder vermehrt unsere Nähe, so dass wir sie bei uns schlafen ließen.
Nach einem halben Jahr kam unser Sohn zur Welt, welcher auch in den ersten Monaten neben uns schlief.

Flexible Schlafzimmereinrichtung ist praktisch

Wir zogen bald darauf um. Im neuen Haus befand sich das Kinderzimmer weit weg vom Elternschlafzimmer, so dass wir nicht hätten hören können, wenn die Kinder nachts geweint hätten. Da ich außerdem unseren Sohn noch stillte, wäre es für mich zu anstrengend gewesen, nachts immer aufstehen zu müssen. So beschlossen wir, beide Kinder weiterhin bei uns schlafen zu lassen. Sie hatten aber inzwischen ihre eigenen Betten, welche einmal neben unserem und ein andermal vis-à-vis von unserem Bett standen. Wir wurden immer flexibler und veränderten die Schlafzimmereinrichtung oft, angepasst an die Nähe- und Distanzbedürfnisse unserer Kinder. Unser drittes Kind, wieder ein Mädchen, schlief von Anfang an bei uns im Bett. Das ist bis heute so, da ich sie auch nachts noch stille.

Unterdessen stehen in unserem zum Glück sehr großen Schlafzimmer fünf Betten nebeneinander. Dieses „Matratzenlager" wird von unseren Kindern auch tagsüber häufig als Turnhalle benutzt, wo sie sich wunderbar austoben können.
Unsere Kinder gehen im Moment noch alle zur selben Zeit ins Bett, was aber keines stört. In der Regel sind sie abends sehr müde und schlafen schnell ein.
Mein Mann war immer einverstanden, dass unsere Kinder auch nachts bei uns sein dürfen. Ich selbst war vor der Geburt des ersten Kindes noch der Überzeugung, dass das gemeinsame Schlafen von Eltern und Kind nicht gut sei. Ich habe jedoch gelernt, über meinen eigenen Schatten zu springen: Mein Mutterherz hatte zum Glück mehr Einfluss als gesellschaftliche Normvorstellungen.
Es war meinem Mann und mir wichtig, dass unsere Kinder auf der Beziehungsebene nicht zwischen uns stehen, das heißt, dass wir unsere Kinder nicht als ‚Puffer' missbrauchen, wenn wir uns streiten. Das wäre den Kindern gegenüber unfair und für unsere Beziehung nicht förderlich.

Kinder darf man nicht als „Puffer" missbrauchen

Natürlich werden wir regelmäßig gefragt, wie es denn um unser Sexualleben stehe, da wir das Schlafzimmer mit unseren Kindern teilen. Dadurch, dass von unseren Kindern nicht jedes ein eigenes Zimmer hat, bleibt meinem Mann und mir viel Raum für unsere eigenen Bedürfnisse, sei das ein Büro, Platz für persönliche Dinge oder eben ein Bettsofa für romantische Stunden.

Ich beobachte, dass das gemeinsame Schlafen unseren Kindern viel Sicherheit vermittelt und sie dadurch tagsüber sehr selbständig sind. Da ich berufstätig bin, genießen wir es sehr, die verpasste Nähe nachts nachholen zu können. Ich empfinde es als enormen Vorteil, in der Nacht nicht aufstehen zu müssen und morgens ausgeruht aufzuwachen. Gerade auch wenn die Kinder krank sind oder schlecht träumen, können mein Mann und ich sie schnell beruhigen und uns ohne großen Aufwand um sie kümmern. Ich bin immer wieder erstaunt, dass keines der ande-

ren Kinder wach wird, wenn eines weint. Auch wenn mein Mann und ich abends noch miteinander sprechen, wachen sie nicht auf. Unser drittes Kind schläft seit seiner Geburt bei uns – und obwohl ich durch das nächtliche Stillen und die vermehrte Belastung mit drei Kindern logischerweise erschöpfter als früher sein müsste, fühle ich mich mit diesem Kind am meisten ausgeruht. Ich erlebe es tatsächlich so, dass sich die Schlafphasen von Mutter und Kind angleichen, wenn man gemeinsam schläft. Noch nie hat unsere kleine Tochter mich aus dem Tiefschlaf geweckt. Ich stille sie im Halbschlaf und kann am Morgen nicht mehr sagen, wie lange und wie oft ich sie in der Nacht gestillt habe. Ich finde es wunderschön, morgens mit unseren Kindern zusammen zu erwachen und den Tag zu beginnen."
Mutter (Schweiz)

In Japan hat das Familienbett Tradition

„Meine drei Geschwister und ich haben alle über Jahre bei unseren Eltern geschlafen. Ich war die Kleinste und verließ ihr Bett erst mit 6 Jahren. In Japan hat das Familienbett Tradition und wird als normal angesehen. Die Kinder meiner Geschwister, welche in Japan leben, schlafen alle bei ihnen im Bett.
Als mein Sohn hier in Europa zur Welt kam, versuchte ich einige Male, ihn in ein Gitterbettchen zu legen, welches wir geschenkt bekommen hatten. Aber er weinte sehr, so dass wir ihn zu uns ins Bett nahmen.

Mit 4 Jahren schenkten wir ihm schließlich ein tolles Kinderbett, in dem er sofort schlafen wollte. Dieser Wechsel klappte problemlos und er suchte unser Bett nachts nie mehr auf.
Ich denke, jedes Kind und jede Familiensituation ist anders, so dass es keine für alle gültige Methode gibt. Wenn die Eltern auf eine harmonische Weise miteinander umgehen, werden sie dadurch auch das Schlafverhalten ihrer Kinder beeinflussen. Kinder sollten außerdem tagsüber viel draußen sein, Bewegung

haben und sich austoben können – dann werden sie nachts ruhiger schlafen."
Mutter (Japan)

„Meine Tochter ist heute 15 Jahre alt. Ich habe sie eineinhalb Jahre gestillt. In den ersten zwei Jahren schlief sie in unserem Zimmer, aber in ihrem eigenen Bett. Dann bekam sie ein eigenes Zimmer. Sie wollte aber nach wie vor bei uns schlafen, bis in die Schulzeit hinein. Sie ist weiterhin bei uns willkommen, wenn sie schlecht schläft oder Alpträume hat.
Ich wuchs in Dubai in einer Großfamilie auf. Wir waren 13 Kinder und durften alle die ersten zwei Jahre bei den Eltern im Zimmer schlafen. Danach schliefen wir Geschwister zusammen in einem Zimmer; Jungen und Mädchen getrennt. Das ist in Jemen so üblich. Eltern lassen ihre Kinder nicht alleine schlafen, und wenn ein kleines Kind das Elternschlafzimmer verlässt, teilt es weiterhin einen Schlafplatz mit seinen Geschwistern. Eine Mutter, die ihr Kind schreien lässt, würde man in meinem Land als verrückt oder als schlechte Mutter bezeichnen. Für einen Mann könnte es sogar ein Grund sein, sich von seiner Frau scheiden zu lassen, wenn sie sich nicht gut um ihr Kind kümmert.
Die emotionalen Bedürfnisse meiner Tochter waren mir stets sehr wichtig. Deswegen habe ich sie aber nicht verwöhnt; ich war trotzdem konsequent und in mancher Hinsicht streng. Wenn ich ihr Verhalten mit dem ihrer Freundinnen vergleiche, fällt mir auf, wie respektvoll sie sich mir gegenüber verhält und sich immer auch um mich kümmert. Ich denke, das kommt daher, dass sie jederzeit meine Nähe aufsuchen darf und ich sie nie zurückweise. Ich erwarte von ihr keine Selbständigkeit: Wenn sie mich braucht, bin ich für sie da – wenn sie ohne mich klarkommt, ist das auch gut."
Mutter (Jemen)

Eine Mutter, die ihr Kind schreien lässt, gilt im Jemen als schlechte Mutter

„Ich habe zwei Kinder, die heute 7 und 11 Jahre alt sind. Sie hatten zwar von Geburt an ihr eigenes Zimmer, schliefen jedoch anfangs immer bei uns. Wir hatten ein zusätzliches Bett neben unser Ehebett gestellt, wo sie schlafen konnten. Wenn sie krank waren oder schlecht träumten, holten wir sie ganz zu uns ins Bett. Bei uns schliefen unsere Kinder immer wunderbar und wir hatten angenehme Nächte. Anfangs hatten wir einige Diskussionen mit den Verwandten meines Mannes, der Schweizer ist, da die Kinder dort schon früh zum Allein-Schlafen erzogen und schreien gelassen wurden. Ich bin überzeugt, dies schadet der kindlichen Entwicklung. Zum Glück hat mein Mann mich immer unterstützt und fand auch, dass wir die Zeit, in der die Kinder noch klein sind, voll genießen müssen. Das Leben ist so schnell vorbei!

In Brasilien ist es ganz normal, dass Kinder bei den Eltern schlafen. Ich hatte vier Geschwister und wir schliefen alle über Jahre bei unseren Eltern. Wir Brasilianer legen viel Wert auf Körperkontakt und Zärtlichkeit in der Kindererziehung. Es käme uns nicht in den Sinn, ein kleines Kind nachts alleine schlafen und schreien zu lassen. Im Gegensatz dazu fällt mir hier in der Schweiz auf, dass viele Eltern ein sehr distanziertes Verhältnis zu ihren Kindern haben. Diese Kinder entwickeln sich in mancher Hinsicht langsamer.

Auch heute suchen unsere Kinder nachts noch oft unser Bett auf, was uns überhaupt nicht stört. Meine Tochter kommt immer zu mir, wenn etwas sie bedrückt, und erzählt mir davon. Das kommt meiner Ansicht nach daher, dass wir ihre Gefühle immer ernst genommen haben und auf ihre Bedürfnisse eingegangen sind. Mein Mann und ich haben mit unseren Kindern eine sehr starke und intensive Verbindung und einen liebevollen Umgang miteinander."

Mutter (Brasilien)

Brasilianer legen viel Wert auf Körperkontakt

Begleitung in den Schlaf

Wenn es Ihnen sehr wichtig ist, dass Ihr Kind alleine schläft, können Sie immer wieder testen, ob es dazu schon bereit ist. Reagiert es aber darauf sehr unglücklich, lassen Sie ihm noch etwas Zeit! Bei den wenigsten Kindern klappt das Allein-Schlafen von heute auf morgen. Wird diese Trennung langsam, über Wochen oder Monate vollzogen, erlebt Ihr Kind sie nicht als traumatisch.

Sanfte Einschlafmethoden

Ein Kind wird idealerweise so lange von seinen Bezugspersonen in den Schlaf begleitet, bis es diesen Übergang selbst bewältigen kann. Vergessen Sie Altersangaben wie zum Beispiel: Mit X Monaten kann ein Kind alleine ein- und durchschlafen. Jedes Kind ist anders und einzigartig. Es ist viel sinnvoller, wenn Sie sich an Ihrem Kind und seinem Entwicklungsstand orientieren. Vergleichen Sie es nicht mit anderen Kindern, auch nicht mit seinen Geschwistern! Innerhalb einer Familie kann es große Unterschiede im Schlafverhalten und -bedarf der einzelnen Kinder geben.

Kindgerechte Einschlafmethoden und unterstützende Faktoren

- Wenn Kinder tagsüber *liebe- und verständnisvoll* behandelt werden, viel Nähe, Körperkontakt und Aufmerksamkeit erfahren, werden sie auch nachts entspannter schlafen. Durch die Erfüllung der kindlichen Bedürfnisse, wie Stillen nach Bedarf, Getragen-Werden und Einbeziehen in das Leben der Bezugspersonen, wird dem Kind Liebe und Geborgenheit vermittelt, was bis in die Nacht Auswirkungen hat.
- Wer sein Kind in den Schlaf begleitet, kennt wahrscheinlich folgende Situation: Ich liege neben meinem Kind, welches einfach nicht einschlafen kann. Im Kopf bin ich schon bei der Aktivität, welche ich ausführen möchte, würde mein Kind endlich schlafen. Umso länger es dauert, desto ungeduldiger werde ich. Die Erfahrung mit meinen Kinder zeigte mir jedoch oft das Gegenteil: Umso ungeduldiger ich bin, desto länger dauert es. Schlafen hat mit *Entspannung und Loslassen* zu tun. Dies gelingt einem Kind besser, wenn es fühlt, dass auch sein Begleiter entspannt ist. Also: Tief durchatmen, sich nur auf den Moment konzentrieren – und wenn möglich genießen!

Die Zuwendung am Tag wirkt sich auf die Nacht aus

- Gehen Sie auf die *nächtlichen Bedürfnisse Ihres Kindes* ein. Wenn es in Ihren Armen einschlafen möchte und nachts weint, wenn es alleine aufwacht, dann erfüllen Sie ihm wenn möglich seinen Wunsch nach Nähe. Denken Sie daran: Es wird nicht ewig dauern. In ein paar Monaten oder wenigen Jahren wird Ihr Kind bereit sein, alleine einzuschlafen und die Fähigkeit erlangen, die ganze Nacht durchzuschlafen.
- Sie können Ihrem Kind von Anfang an beibringen, dass die Nacht eine Zeit der Ruhe und Erholung ist, indem Sie nur ein Dämmerlicht benutzen und laute Geräusche vermeiden. Ein *regelmäßiger Rhythmus* scheint für viele Kinder von großem Nutzen zu sein. Es hilft ihnen, sich im Alltag zurechtzufinden. Immer gleich bleibende Rituale bereiten ein Kind auf das Schlafen vor.
Andere Kinder fühlen sich auch mit einem flexiblen Tagesablauf wohl. Regelmäßigkeit sollte als Möglichkeit und nicht als Muss betrachtet werden.

Ein regelmäßiger Tag- und Nacht-Rhythmus ist hilfreich

> **Ab ca. sechs Monaten gilt:** Damit Ihr Kind abends wirklich müde ist, sollte es morgens nicht zu spät und immer etwa zur selben Zeit geweckt werden. Vor allem der Mittagsschlaf sollte nicht zu spät angesetzt und das Kind notfalls geweckt werden. Bis ungefähr im Alter von 2 Jahren brauchen wahrscheinlich die meisten Kinder noch einen Tagesschlaf, da sie sonst sehr quengelig werden. Danach können Sie versuchen, diesen langsam zu reduzieren, damit Ihr Kind abends einfacher zu Bett geht.
> Der Übergang von einem täglichen Mittagsschlaf auf dessen Weglassen kann anfangs schwierig sein. Das Kind fällt dann um die Mittagszeit in ein Müdigkeitstief, ist weinerlich oder wütend und muss in dieser Phase abgelenkt werden. Mit der Zeit gewöhnt sich das Kind daran, mittags nicht mehr zu schlafen, hält bis am Abend durch

> und ist dementsprechend müde. Schläft das Kind trotzdem ausnahmsweise tagsüber ein, wird es abends zum Einschlafen wahrscheinlich mehr Zeit benötigen. Manchen Kindern reicht eine ganz kurze Schlafphase (ein so genannter Powernap), um aus dem Rhythmus zu geraten.

- Wie die Schlafenszeiten aussehen, ist von Familie zu Familie unterschiedlich und hängt von der Anwesen- beziehungsweise Abwesenheit der Eltern ab. Kommt der Vater abends erst spät nach Hause, ist es sicher eine Bereicherung, wenn er sein Kind noch wach erlebt und eine kurze Zeit mit ihm verbringen kann. Ein regelmäßiger Rhythmus bedingt nicht, dass ein Kind um 19 Uhr im Bett sein muss.
  Es kann durchaus Sinn machen, den Schlaf- und Wachrhythmus des Kindes einmal über 1-2 Wochen zu beobachten und seinen individuellen Schlafbedarf zu erkennen.
- Lernen Sie die *Müdigkeitszeichen* Ihres Kindes zu erkennen: Gähnen, Augenreiben, Quengeln ... Ist Ihr Kind wirklich müde, wird es im Idealfall schnell einschlafen. Ist es aber noch wach, vielleicht weil es am Nachmittag zu lange geschlafen hat, werden Sie lange auf seinen Schlaf warten müssen, auch wenn es in Ihren Augen Zeit ist, zu Bett zu gehen.

Einschlafen an der Brust

Genießen Sie die innigen Momente

An der Brust einzuschlafen ist eine sanfte Möglichkeit, welche dem Kind in keiner Hinsicht schadet. Viele Mütter genießen (wenn auch erst mit der Zeit) diese innigen Momente mit ihrem Kind. Gerade für Mütter, deren Alltag sehr hektisch ist, können diese ruhigen Minuten erholsame Inseln sein, in denen sie einmal mit gutem Gewissen *nichts tun* und ausruhen dürfen.

Vielleicht fühlen Sie sich dadurch aber zu angebunden und möchten, dass sich Ihr Kind auch vom Vater oder einer anderen Person ins Bett bringen lässt. Hierzu einige Tipps, wie Sie Ihr Kind vom Einschlafen an der Brust entwöhnen:

- Für Ihr Kind ist es wichtig, dass Sie jetzt besonders liebevoll und geduldig sind. Die Nähe und der Körperkontakt durch das abendliche Stillen, müssen ersetzt werden.
- Der Vater übernimmt das Zu-Bett-Gehen. Das Kind verbindet den Vater nicht mit der Brust. Diese Umstellung kann sich anfangs als schwierig erweisen, da für das Kind zum „Verlust" der Brust auch der „Verlust" der Mutter hinzukommt. Kümmert sich der Vater jedoch liebevoll um das Kind, indem er es herumträgt, streichelt oder ihm vorsingt, kann das für beide mit der Zeit eine Bereicherung sein.
- Die Brust wird nicht angeboten, aber auch nicht abgelehnt. Vielleicht klappt das Einschlafen so auch ohne Stillen.
- Das Stillen wird durch etwas Attraktives ersetzt: Kuscheln, Lieder singen, Geschichte erzählen, Massage etc. So entsteht ein neues Einschlaf-Ritual. Gut eignet sich etwas ganz Neues, Besonderes.
- Stillen Sie nur zu bestimmten Zeiten und an bestimmten Orten. Dort, wo Ihr Kind einschlafen soll, wird nicht mehr gestillt, so verbindet es diesen Ort nicht mehr mit der Brust.
- Legen Sie Ihr Kind jeweils nur kurz an.
- Ihr Kind (nicht unter 6 Monaten) erhält als Ersatz eine Flasche, vorzugsweise mit Wasser, an der es nuckeln kann. Die Flasche oder auch der Schnuller dienen als Ersatz für das Saugen an der Brust, nicht jedoch für Ihre Nähe! Außerdem sollten Sie bedenken, dass durch das Weglassen von Stillmahlzeiten die Milchproduktion zurückgeht und das definitive Abstillen begünstigt wird. Wenn Sie nicht abstillen möchten und eher wenig Milch haben, ist es von Vorteil, wenn Ihr Kind sein Saugbedürfnis an der Brust erfüllt.

Die Verbindung zwischen „Brust" und „Einschlafen" kann gelöst werden

- Führen Sie die neue Einschlafsituation über mehrere Tage durch und treten Sie dabei sicher und bestimmt, aber liebevoll auf.
- Ihr Kind wird vermutlich anfangs über die Veränderung des Einschlafrituals nicht erfreut sein und nach der Brust weinen. Nehmen Sie es dann fest in Ihre Arme und trösten es. Halten Sie sich vor Augen, dass es einen großen Verlust erlebt. Solange Sie aber bei ihm sind und es dabei nicht alleine lassen, wird es darüber hinwegkommen.

Wenn die Vorschläge zur Veränderung des Einschlafrituals nicht funktionieren oder Ihnen zu „streng" erscheinen, gibt es auch die Möglichkeit zu akzeptieren, dass Ihr Kind an der Brust einschläft und daran zu denken, dass es dies nicht ewig tun wird. An der Brust einzuschlafen ist für ein Baby ein *Bedürfnis*, keine *schlechte Gewohnheit*.

Babys haben keine schlechten Gewohnheiten, sondern Bedürfnisse

Also: Wenn Ihr Kind bisher an der Brust eingeschlafen ist und Sie etwas daran ändern möchten, dann ist dies Ihr gutes Recht. Aber tun Sie es nicht, weil Ihnen jemand anderes davon abgeraten hat. Ihr Kind schläft nicht automatisch durch, nur weil es ohne Brust einschläft. Umgekehrt kann auch ein Kind, welches an der Brust einschläft, eines Tages (vielleicht schon vor dem Abstillen) durchschlafen.

Nicht alle Kinder werden gestillt und genauso „problematisch" kann sich das Ein- und Durchschlafen für Eltern gestalten, deren Kind eine Flasche mit künstlicher Säuglingsmilch, Saft etc. benötigt. Ihm von heute auf morgen diese Nahrung und Beruhigungsmöglichkeit zu entziehen, ist nicht ratsam. Die Eltern können jedoch langsam die Menge und Konzentration (durch Verdünnen mit Wasser) reduzieren. So kann die Flasche eines Abends weggelassen oder dem Kind in Reichweite eine Flasche mit Wasser hingestellt werden.

Schaukel- und Wiegebewegungen

Rund um die Welt werden Kinder in den Schlaf gewiegt. Ob sie dabei in einer Wiege, einer Hängematte oder einer anderen beweglichen Vorrichtung liegen, spielt keine so große Rolle. Entscheidend dabei sind die Bewegung und der Rhythmus, welche das Kind beruhigen und den Schlaf finden lassen. Natürlich kann auch ein Mensch das Wiegen übernehmen und das Kind in seinen Armen halten. Diese Weise würden wahrscheinlich die meisten Kinder bevorzugen, könnten sie mitbestimmen. Für Sie, welche das Kind Abend für Abend in den Schlaf wiegen, kann dies jedoch sehr anstrengend werden, vor allem, wenn Sie alleine dafür zuständig sind. Eine Wiegevorrichtung dagegen muss nur in regelmäßigem Tempo in Schwung gehalten werden.
Als Wiegerhythmus bewähren sich ungefähr 60 Mal pro Minute, da dies in etwa dem menschlichen Herzschlag entspricht.

Auf der ganzen Welt werden Kinder in den Schlaf gewiegt

Tragetuch

Kinder, welche tagsüber viel getragen werden, schreien weniger und schlafen vor allem auch entspannter ein. Wenn Ihr Kind abends im Tragetuch in den Schlaf findet, dann ist dies eine gute Einschlafmethode. Sie können sich dabei jedoch nicht hinlegen und müssen entweder Ihren Körper wiegen oder herumgehen. Vielleicht verbinden Sie es mit einem abendlichen Spaziergang, erledigen Hausarbeit, wippen auf einem kleinen Trampolin oder hören dabei leise Musik. Ein Problem ergibt sich dann, wenn es darum geht, das schlafende Kind ins Bett zu legen. Oft erwacht dieses nämlich dabei und das Ganze muss von vorne beginnen. Da die erste Tiefschlafphase nach etwa 20 Minuten beginnt, sollten Sie Ihr Kind solange herumtragen, bis es wirklich tief schläft. Wenn das Bett ein wenig angewärmt ist oder Ihr Kind gleich mit dem Tuch hingelegt wird, klappt es besser. Legen Sie es ganz vorsichtig hin und lassen Sie es nicht zu schnell los. Eine rollende Bewegung, von der Seite auf den Rücken oder zuerst das Gesäß und dann erst langsam den Kopf hinlegen, hat sich bewährt.

Kinderwagen / Spaziergang an der frischen Luft

Durch die Bewegung im Kinderwagen schlafen viele Kinder ein. Beachten Sie die Tipps oben auf Seite 73 bei „Tragetuch" für das Hinlegen des Kindes in sein Bett.

Wickeln/ Pucken

Das Wickeln (oder Pucken) ist eine Technik, die in vielen Kulturen dieser Welt und auch bei uns früher angewandt wurde, um Babys zu beruhigen. Durch das Wickeln wurde die Bewegungsfreiheit eingeschränkt, was das Schreien vermindern und den Schlaf fördern sollte. Vermutlich vermittelte die Enge Sicher- und Geborgenheit, ähnlich dem Zustand in der Gebärmutter. Das tagelange Wickeln von Säuglingen wurde jedoch unter anderem von Ärzten zu Recht kritisiert, da das Kind durch das „Ruhigstellen" zu wenig Zuwendung erfährt. Die taktile Wahrnehmung und die Kommunikation zwischen dem Kind und seinen Bezugspersonen werden durch die verunmöglichte Gestik verhindert (siehe auch: Frenken, Ralph: Gefesselte Kinder, Badenweiler 2010).

Enge vermittelt dem Säugling angeblich Geborgenheit

Warmes Bad

Viele Kinder entspannen sich durch ein warmes Bad und werden müde, so dass sie danach besser einschlafen. Manchmal bewährt es sich aber eher, wenn das Bad nicht unmittelbar vor dem Einschlafen stattfindet. Gewisse Kinder sind danach auch wacher. Probieren Sie es aus und schauen Sie, wie Ihr Kind darauf reagiert.

Massage

Bekannt ist vor allem die indische Babymassage nach *Frédérick Leboyer*. Sie können aber auch nach Gutdünken massieren und dabei herausfinden, was Ihr Kind mag. Vergewissern Sie sich, dass es warm genug hat und Ihre Hände nicht zu kalt sind (auch das Massageöl kurz in der Hand vorwärmen). Beruhigend wirken Streichungen in der Haarrichtung; gegen die Haarrichtung zu streichen ist stimulierend.

Beruhigende Geräusche und Musik

Ein Kind schläft nicht unbedingt besser ein, wenn es sich in völliger Stille befindet. Diese kann nämlich auch beängstigend sein. So empfindet es unter Umständen monotone Geräusche wie den Herzschlag seiner Mutter, das Ticken einer Uhr, leise Stimmen im Hintergrund, das Brummen oder Rauschen eines Apparates als beruhigend und einschläfernd. Auch sanfte Musik, vor allem solche, welche das Kind noch im Bauch der Mutter gehört hat, kann hilfreich sein.

Zu viel Stille kann beängstigend sein

Schlaflieder

Die schönste Musik sind jedoch die Stimmen der Eltern (oder anderer Bezugspersonen), welche dem Kind ein Schlaflied vorsingen. Dabei ist es nicht wichtig, ob Sie gut singen können.

Möglichst ideale Schlafbedingungen schaffen

- Stillende Mütter verzichten vor allem abends besser auf koffeinhaltige Produkte wie Kaffee, Tee, Coca Cola, Schokolade und gewisse Medikamente, die den kindlichen Schlaf beeinflussen können. Dasselbe gilt bei Alkoholkonsum und Rauchen.
- Eine gesunde Ernährung (nach Einführung der Beikost) ohne künstliche Zusatzstoffe und viel Bewegung an der frischen Luft können sich positiv auf den Schlaf auswirken.
- Die Schlafzimmertemperatur sollte angenehm sein (16–19°C), so dass das Kind weder friert noch zu warm hat (gut lüften vor dem Einschlafen!).
- Elektronische, stark strahlende Geräte (wie Radiowecker, Computer, Stereoanlage etc.) stehen besser nicht neben dem Bett. Wenn sich solche Geräte an derselben Wand im danebenliegenden Zimmer befinden, sollte das Bett verschoben oder die Geräte ganz ausgeschalten werden.
- Sprechen Sie sich mit Ihrem Partner ab und entscheiden Sie sich für eine Schlafsituation und ein bestimmtes Einschlafritual. Wenn Sie Ihr Kind zum Beispiel in Ihren Armen wiegen, es aber dabei nicht sofort einschläft, wechseln Sie nicht gleich zu einer anderen Methode. Dadurch wird Ihr Kind nur verunsichert und erneut stimuliert. Seien Sie geduldig und geben Sie ihm genug Zeit. Wenn es schließlich, mit welcher Methode auch immer, eingeschlafen ist, legen Sie es nicht zu schnell hin (sonst könnte es wieder aufwachen) und verlassen Sie den Raum ganz langsam. Bei manchen Kindern bewährt es sich, noch eine Zeitlang die Hand auf seinem Körper ruhen zu lassen, bis es tief und fest schläft.

> - Wenn Sie Ihr Kind immer auf die gleiche Weise zu Bett bringen, gewöhnt es sich daran und wird einfacher einschlafen, als wenn Sie jeden Abend etwas Neues ausprobieren.

Falls Ihr Kind auf gar keine Methode anspricht und sich einfach nicht beruhigen lässt, obwohl Sie stundenlang mit ihm durch die Wohnung wandeln, dann nehmen Sie es doch in Ihre Arme und setzen oder legen sich mit ihm bequem hin. Sprechen Sie ihm leise zu, streicheln Sie sein Köpfchen und warten Sie, bis es schläft. Wahrscheinlich wird es auch so zuerst unzufrieden sein und schreien. Setzen Sie sich nicht unter großen Druck, indem Sie sich die Schuld für sein Verhalten geben und sich Vorwürfe machen! Sie sind in diesem Moment bei ihm und halten es liebevoll – mehr können Eltern manchmal einfach nicht tun!
Dass junge Eltern anstrengende Nächte erleben und dementsprechend müde sind, ist wohl nicht zu vermeiden. Wann immer Sie es einrichten können, legen Sie sich tagsüber hin! Am Abend oder am Wochenende kann vielleicht der Vater mit dem Kind spazieren gehen, während sich die Mutter erholt (oder umgekehrt).

Holen Sie sich soviel Unterstützung von außen wie möglich! Denken Sie immer daran, dass es für Eltern ohne die Hilfe einer Großfamilie fast unmöglich ist, einem kleinen Kind gerecht zu werden, ohne an den Rand der Erschöpfung zu gelangen! Solange die Kinder klein sind, müssen meistens Prioritäten gesetzt werden. Materielle Dinge, wie ein sauberer und ordentlicher Haushalt, sind weniger wichtig als die emotionalen Bedürfnisse eines kleinen Kindes. Wenn jemand Sie unterstützt, ist es sinnvoller, diese Person erledigt den Haushalt, während Sie Zeit für Ihr Kind haben – nicht umgekehrt. Umso mehr Zeit Sie mit Ihrem Kind verbringen, desto besser können Sie sich beide kennen lernen und an Vertrauen gewinnen.

Ohne Unterstützung von außen sind die meisten Eltern überfordert

Wenn Sie professionelle Hilfe benötigen

Aus verschiedenen Gründen können Eltern durch das Schlafverhalten ihres Kindes an ihre Grenzen gelangen. Sei es, dass sie schon alles ausprobiert haben und nicht mehr weiterwissen oder weil die Erschöpfung so stark geworden ist, dass in der Familie ein Zusammenbruch oder Gewalt am Kind droht. Spätestens dann ist akute Unterstützung durch Angehörige oder professionelle Hilfe angesagt.

In einigen Kinderkrankenhäusern gibt es *Schlafsprechstunden*. In einem ersten Gespräch werden die Eltern meist gebeten, während 14 Tagen ein Schlafprotokoll zu führen, in welches die genauen Schlafens-, Essens- und Schreizeiten über 24 Stunden eingetragen werden (vgl. z. B. den Vordruck bei: www.kispi.uzh.ch/Kinderspital/Medizin/Schlafmedizin_de.html, siehe Downloads).

Der individuelle Schlafbedarf wird erhoben

Diese Unterlagen werden von einem Kinderarzt eingehend analysiert. Danach bespricht man gemeinsam das weitere Vorgehen. Es ist den Beratern ein großes Anliegen, nicht einfach Anweisungen zu erteilen. Eltern sollen ihre Kompetenz behalten und selbst entscheiden, welche Massnahme für sie und ihr Kind passend ist.

Oft hilft es bereits, wenn ein regelmäßiger Rhythmus eingeführt und über 1–2 Wochen eingehalten wird. Dadurch ist der Schlafdruck abends groß genug, damit das Kind gut ein- und durchschläft.

Da ein Kind nicht länger im Bett sein soll, als es schlafen kann, muss der individuelle Schlafbedarf jedes einzelnen Kindes berechnet werden. Erwartung der Eltern und tatsächlicher Schlafbedarf des Kindes müssen übereinstimmen, damit es nicht zu Schlafstörungen kommt. Was den Tagesschlaf betrifft, sollte das Kind soviel wie nötig schlafen können, um im Wachzustand zufrieden und an seiner Umgebung interessiert zu sein.

Wenn das alles nicht genügt und die Eltern die nächtliche Abhängigkeit ihres Kindes als sehr belastend erleben, wird das selbständige Einschlafen geübt. Dies erfolgt mittels einer verhaltenstherapeutischen Maßnahme, der *graduellen Annäherung*. Nach einem festen Einschlafritual wird das Kind wach in sein Bett gelegt. Die Mutter (oder eine andere Bezugsperson) sitzt auf einem Stuhl daneben, streichelt und tröstet das Kind, falls es weint. Sie nimmt es aber nicht mehr aus dem Bett. Je nach Akzeptanz und Verhalten des Kindes wird der Stuhl an den folgenden Abenden immer weiter vom Bett entfernt. Das Ziel ist, dass die Mutter das Zimmer eines Abends verlassen kann und ihr Kind selbständig einschläft. Im Unterschied zu der Ferber-Methode (vgl. Seite 88 ff), bei der nach einem festgelegten Zeitplan vorgegangen wird und die Mutter das Zimmer verlässt, unabhängig davon, ob das Kind damit überfordert ist oder nicht, wird hier das Tempo dem Kind und seinem Verhalten angepasst. Meiner Ansicht nach sollte auch diese Methode erst angewandt werden, wenn es keine Alternativen gibt.

Einschlafen wird eingeübt

Meistens genügt eine kinderärztliche Beratung. Bei einigen Kindern müssen jedoch noch organische Beschwerden und Entwicklungsstörungen abgeklärt oder ausgeschloßen werden. Hierzu arbeiten verschiedene Fachleute interdisziplinär zusammen. In den allermeisten Fällen werden eine Verbesserung der Familiensituation und eine Veränderung des Schlafverhaltens des Kindes erreicht.

Alleine schlafen lernen

Wenn Ihr Kind bisher bei Ihnen geschlafen hat und Sie es nun daran gewöhnen möchten, alleine zu schlafen, können Sie Folgendes versuchen:

- Sie besorgen ein großes Bett, welches Sie ins Kinderzimmer stellen. Am besten entfernen Sie dessen Beine, damit es nicht so hoch ist, oder aber Sie legen nur die Matratze auf den Boden (mit einem Lattenrost, damit von unten her Luft an die Matratze gelangen kann. Diese könnte sonst zu schimmeln beginnen). Sichern Sie die Seiten des Bettes auf jeden Fall so ab, dass Ihr Kind nicht aus großer Höhe herunterfallen und sich verletzen kann.
Abends lassen Sie Ihr Kind dort einschlafen, wenn nötig mit Ihrer Begleitung. Wenn es in der Nacht erwacht, gehen Sie zu ihm. Dadurch, dass es in einem großen Bett schläft, können Sie sich zu ihm hinlegen und es beruhigen, bis es wieder eingeschlafen ist oder aber Sie schlafen gleich dort weiter.

Passen Sie Methode und Tempo dem Kind an

Der Vorteil dieser Methode ist, dass Sie nachts, wenn Sie zu Ihrem weinenden oder rufenden Kind ins Zimmer gehen, es weder aus dem Bettchen herausnehmen noch auf mühsame Weise daneben stehen oder sitzen müssen. Sie können sich bequem hinlegen und weiterdösen.
Ihr Kind schläft dadurch eigentlich schon alleine in seinem Zimmer, braucht aber hin und wieder noch Ihre Unterstützung. Da es weiß, dass Sie es nicht alleine lassen, wenn es nachts erwacht und Angst verspürt, wird es sein eigenes Bett nicht mit negativen Gefühlen verbinden.

- Sie legen Ihr Kind in sein eigenes Bettchen und stellen dieses vorerst einmal neben Ihr Ehebett, so dass Sie nur die Hand auszustrecken brauchen, um es zu berühren. Außerdem sind Sie auf diese Weise noch nahe genug, damit es Sie hören und riechen kann. Wenn das gut geht, vergrößern Sie den Abstand zu Ihrem Bett laufend, aber nicht zu schnell. Das geht so weiter, bis das Bettchen dann irgendwann im Kinderzimmer steht und Ihr Kind dort alleine schläft. Vielleicht verstreichen in der Zwischenzeit mehrere Wochen bis Monate – wichtig ist jedoch, dass das Tempo Ihrem Kind angepasst und es nicht überfordert wird.

- Wenn Sie mehrere Kinder haben, dann lassen Sie sie zusammen in einem Zimmer oder sogar einem großen Bett schlafen. Die Anwesenheit eines Geschwisters ist für viele Kinder beruhigend genug, um gut zu schlafen.
- Lassen Sie die Kinderzimmertür ein wenig offen. Während Sie sich mit Ihrem Partner unterhalten oder die Küche aufräumen, kann Ihr Kind diesen beruhigenden Geräuschen lauschen. Möchten Sie lieber ein Buch lesen, können Sie vor sich hinsummen. Nichts ist so beängstigend für ein Kind, wie alleine in einem dunklen, stillen Raum zu liegen und den Eindruck zu haben, völlig verlassen worden zu sein.

Bei einem größeren Kind (2 bis 3 Jahre), dem die Eltern schon einiges erklären können, gibt es folgende Möglichkeiten, um es an das Einschlafen im eigenen Zimmer zu gewöhnen:

- Sie erklären Ihrem Kind, dass es nun alleine schlafen lernen werde. Am besten lassen Sie es im Möbelgeschäft selbst ein Bett auswählen oder aber Sie dekorieren das bereits existierende Bett neu (zum Beispiel könnte ein lustiger Himmel installiert werden). Ihr Kind sollte möglichst an der Veränderung mitbeteiligt sein und sich ihr nicht einfach ausgeliefert fühlen. So ist es gut möglich, dass Ihr Kind mit Freude auf das eigene Bett reagiert. Da die neue Schlafsituation vielleicht anfangs aber doch beängstigend ist, sollten Sie Ihrem Kind die Möglichkeit einräumen, jederzeit nach Ihnen zu rufen oder Ihr Zimmer aufsuchen zu dürfen. Sonst wird es das eigene Bett nicht als Bereicherung erleben.

Größeren Kindern kann man erklären, dass sie alleine schlafen lernen

- Nach einem Einschlafritual verabschieden Sie sich von Ihrem Kind mit folgenden Worten (welche natürlich beliebig verändert werden können): „Ich komme gleich wieder zu Dir zurück. Vorher werde ich mir aber noch rasch die Zähne putzen. Bleib Du hier liegen und warte auf mich." Da Ihr Kind dies versteht und nun weiß, dass Sie gleich wiederkommen, reagiert es nicht mit Trennungsangst. Nach ein paar Minuten kehren Sie zu Ihrem Kind zurück, legen sich vielleicht auch kurz hin oder sagen einfach: „Schläfst Du noch nicht? Ich werde jetzt noch ..., dann komme ich wieder zu Dir. Warte solange auf mich."

Das Kind muss den Worten vertrauen können

Ich habe diese Methode hin und wieder bei unserem ersten Sohn angewandt, wenn ich gerade nicht bei ihm liegen bleiben konnte. Er zog es natürlich vor, dass mein Mann oder ich uns zu ihm legten, bis er schlief. Aber es war ihm auch recht, ein paar Minuten zu warten. Dass er dabei regelmäßig und rasch einschlief, war natürlich Absicht; ihn schien dies aber nicht zu stören. Hier ist die Voraussetzung, dass Ihr Kind einerseits müde ist und andererseits ein großes Vertrauen in Sie und in Ihre Worte hat. Wenn es daran zweifelt, ob Sie wirklich immer wieder kommen – vielleicht, weil es oft enttäuscht wurde – wird es vermutlich trotzdem weinen oder nach Ihnen rufen.

> Manche Eltern erachten es als sinnvoll, ihr Kind für das Alleine-Schlafen zu belohnen. Dieser Erziehungsmethode stehe ich kritisch gegenüber, da sie in meinen Augen dem Kind vermittelt: Wenn Du *brav* schläfst, nicht nach uns rufst oder unser Zimmer aufsuchst, bist du lieb und bekommst eine Belohnung. Die Kehrseite dieser Botschaft bedeutet aber: Wenn Du *nicht* alleine schlafen kannst, bist Du *nicht lieb*. Das Kind lernt dadurch, dass das Mitteilen von Ängsten und Bedürfnissen schlecht ist und umgekehrt dessen Verdrängen die Liebe und den Stolz der Eltern zur Folge hat.

Vergessen Sie nicht: Die kindliche Schlafentwicklung verläuft nicht immer linear. Es kommt häufig vor, dass ein Kind, obwohl es bereits durchgeschlafen hat, nachts plötzlich wieder vermehrt erwacht. Ein kleines Kind macht im Verlauf der ersten Monate und Jahre intensive, manchmal recht beängstigende Erfahrungen und Entwicklungskrisen durch, die dazu führen können, dass es nachts erwacht und von Ihnen eine Rückbestätigung Ihrer Nähe und Liebe benötigt.

Auch vor, während und nach Erkrankungen erwachen kleine Kinder wieder häufiger. Bekanntlich machen sie in den ersten Jahren unzählige Infektionen durch, so dass das nächtliche Wiederaufwachen ein gehäuftes Phänomen darstellt.

Was auch immer die Gründe für Unterbrüche im Schlafverhalten Ihres Kindes sind: Gehen Sie darauf ein! Lassen Sie es – wenn nötig - wieder einige Nächte in Ihrem Bett schlafen, ohne gleich in Angst zu verfallen, es werde nun nie mehr wieder alleine schlafen können. Dadurch wird es sich schneller erholen und besser wieder von Ihnen lösen können.

Gehen Sie auf die Schlafunterbrechungen ein

Wann wird ein Kind endlich selbstständig?

Einer der Gründe, warum Eltern ihr Kind nicht bei sich im Bett haben wollen, ist die Angst, es würde so nie lernen, alleine zu schlafen. In unserer Gesellschaft ist das Bestreben, Kinder möglichst schnell selbständig werden zu lassen, enorm groß. Eine zu früh geforderte Selbständigkeit kann jedoch genau das Gegenteil erzielen und eine Loslösung erschweren.

Wenn Kinder reif dazu sind, schlafen sie allein

Wie werden Kinder, welche nachts bei den Eltern sein dürfen, lernen alleine zu schlafen? Ganz einfach: Sie werden den Ablösungsprozess aus eigenem Antrieb vollziehen, sobald sie sich reif dazu fühlen. Experten haben festgestellt, dass die meisten Kinder, die als Säuglinge im Familienbett willkommen sind, dieses im zweiten oder dritten Lebensjahr freiwillig wieder verlassen. Es ist möglich, dass sie hin und wieder zurückkommen, wenn sie besondere Bedürfnisse haben. (Sears 2005, 42)

Dass ein Kind bereits in seinem zweiten Lebensjahr alleine schlafen möchte, scheint mir ein wenig früh zu sein. Es ist besser, sich nicht an vorgegebenen Altersangaben zu orientieren, welche Eltern nur unter Druck setzen. Vielleicht benötigt Ihr Kind – aus welchem Grund auch immer – Ihre Nähe nachts auch noch später.

In einer dreißigjährigen Studie untersuchten zwei Schweizer Kinderärzte (Prof. Remo Largo und Dr. Oskar Jenni) das Schlafverhalten von Kindern. Nur knapp 10 % aller Eltern erlauben ihrem Kind, von Geburt an bei ihnen zu schlafen. Sobald die Kinder aber selbständig ihr Bett verlassen können, steigt fast die Hälfte aller 2–7-jährigen mindestens ein Mal pro Woche ins Elternbett. Frühes Antrainieren des Alleine-Schlafens ist offensichtlich nicht dauerhaft erfolgreich. Largo und Jenni vertreten die Ansicht, dass Eltern auf das Bedürfnis ihrer Kinder nach nächtlicher Nähe eingehen sollten.

Symbiose ist ein Begriff, den wir oft im negativen Sinn verwenden. Beziehungspartner, welche in einer Art Symbiose leben, erscheinen uns ein krankhaftes Verhalten aufzuweisen (außer in der Phase der Verliebtheit). Für den Säugling ist die Symbiose mit seiner Bezugsperson jedoch von großer psychologischer Wichtigkeit. „Schon beim Kleinkind gilt ja, dass eine optimale Symbiose die Voraussetzung für eine optimale Ablösung und Individuation ist." (Kast 1999, 141; vgl. Anhang) Mit anderen Worten: Je mehr die emotionalen Bedürfnisse eines Babys und Kleinkindes erfüllt werden, umso besser kann es sich von seinen Bezugspersonen lösen und selbständig werden. Das Vertrauen, das es aufbauen kann, wenn es sich geborgen und geliebt fühlt, hilft ihm, sich neugierig und offen Neuem zuzuwenden, sobald es die nötige Reife dazu erlangt hat. Umgekehrt verhalten sich Kinder, von denen zu früh Selbständigkeit erwartet wird, oft ängstlich und anklammernd.

> **Sobald Kinder ihr Bett selbstständig verlassen können, suchen viele das Elternbett auf**

Unabhängigkeit ist etwas, das wir nicht erzwingen können. Sie muss auf dem Nährboden von Liebe und Vertrauen wachsen können.
In all den Jahren, in denen ich nun Familien in ihrem Schlafprozess begleiten konnte, habe auch ich vielfach festgestellt, dass diejenigen Kinder, die anfangs – angeblich „wunderbar" – alleine schliefen, nach spätestens zwei bis drei Jahren anfingen, nachts regelmäßig das Elternbett aufzusuchen. Dieses Verhalten wird oft bis ins Schulalter fortgesetzt. Diejenigen Kinder jedoch, die von Geburt an nachts bei den Eltern sein durften und erst „spät" (mit drei oder vier Jahren) im eigenen Bett schliefen, riefen nachts nicht mehr nach den Eltern oder suchten diese auf. Es lohnt sich also, längerfristig zu denken und von Anfang in ein stabiles Fundament der Schlafentwicklung zu investieren.

Die Entwicklungspsychologie untersucht seit Jahren Erziehungsstile verschiedener Kulturen (Keller 2006; vgl. Anhang). Dabei wurde das Verhalten von Müttern in Nord- und Südamerika, Europa, Asien und Afrika verglichen. Die Mütter wurden interviewt und im Umgang mit ihren Kindern gefilmt.
Westliche Mütter bringen ihren Kindern vor allem verbale Zärtlichkeit entgegen, während Mütter in Indien und Kamerun wenig mit ihren Kindern sprechen, dafür umso mehr Körperkontakt pflegen. Die Kinder letzterer befinden sich rund um die Uhr in unmittelbarer Nähe der Mutter oder einer anderen Bezugsperson, werden nach Bedarf gestillt und kennen keine Einschlafrituale.
Für uns erstaunlich ist das Resultat dieser Studie: Kinder, deren Bedürfnisse sofort und zuverlässig gestillt und welche ständig getragen werden, sind später nicht etwa „verwöhnt" oder unselbständig. Im Gegenteil: Sie entwickeln sich in fast jeder Hinsicht schneller und zeigen deutlich mehr soziale Kompetenz.

Kinder, deren Bedürfnisse zuverlässig gestillt werden, entwickeln sich besser

Osnabrücker Entwicklungspsychologen kamen zum Schluss, dass jede Mutter bei ihrem Kind durch ihr Verhalten instinktiv diejenigen Eigenschaften fördert, welche für das Leben in seiner spezifischen Umwelt von Vorteil sind. So werden in Gesellschaften, in denen das Kollektiv und nicht das Individuum von Bedeutung sind, auch Eigenschaften gefördert, welche einen optimalen Zusammenhalt ermöglichen. Ehrgeiz und Unabhängigkeit sind demgegenüber angestrebte Eigenschaften in der westlichen, von Leistungsdruck und Individualismus geprägten Welt. Deutsche Mütter verhalten sich im Gegensatz zu früher zunehmend distanziert gegenüber ihren Kindern. In letzter Zeit erlebt die Babysprechstunde der *Universität Osnabrück* vermehrt folgendes Phänomen: Verunsicherte Eltern von Babys, welche schlecht schlafen, viel schreien und ein auffälliges Verhalten aufweisen, sind auf der Suche nach Hilfe.

Wir Eltern sollten uns nicht so viele Sorgen darüber machen, ob und wann unsere Kinder selbständig werden, sondern vielmehr darüber, ob und wie sehr sie – mit unserer Hilfe! – ihre Bedürfnisse stillen können. Die Selbständigkeit ergibt sich als logische Folge gestillter Bedürfnisse daraus von selbst.

Vorsicht Schlaftraining

Ein Schlaftraining ist eine verhaltenstherapeutische Maßnahme (oder Konditionierung). Ziel ist, dass ein Baby oder Kleinkind lernt, alleine ein- und durchzuschlafen. Dazu wird es allein ins Bett gelegt und nach einem bestimmten Zeitplan schreien gelassen, damit es „lernt", selbständig ein- und durchzuschlafen. Viele Eltern erzielen damit wenigstens kurzfristig das gewünschte Resultat, andere machen damit schreckliche Erfahrungen, wenn das Kind den Entzug der nächtlichen Zuwendung als sehr beängstigend erlebt und die Eltern das anhaltende Schreien kaum ertragen können.

Die Ferber-Methode

Ein Schlaftraining ist eine verhaltenstherapeutische Maßnahme (oder Konditionierung). Ziel ist, dass ein Baby oder Kleinkind lernt, alleine ein- und durchzuschlafen. Das Kind wird abends wach in sein Bettchen gelegt; die Eltern verlassen daraufhin das Zimmer. Die meisten Babys beginnen in dieser Situation zu schreien. Nun sollen die Eltern aber nicht darauf reagieren, sondern nach einem festgelegten Zeitplan (mit zunehmenden Wartezeiten von 3 bis maximal 30 Minuten) vorgehen. Dazwischen können sie für maximal 2 Minuten zum Kind gehen, ohne es jedoch aus dem Bettchen zu nehmen. Diese Prozedur wird solange durchgeführt, bis das gewünschte Resultat erreicht ist und das Kind schläft.

Ferber selbst warnt vor einer leichtfertigen Anwendung des Schlaftrainings

In der Fachwelt wird das vielen Eltern bekannte Schlaftraining auch *Ferber-Methode* genannt, nach seinem Begründer *Dr. Richard Ferber*.
Der amerikanische Kinderarzt startete 1985 mit seinem Erziehungsratgeber *Solve Your Child's Sleep Problems* (wörtlich: Löse die Schlafprobleme Deines Kindes) den Durchbruch und wurde für sein Schlaftraining weltberühmt.
Über kaum ein anderes Erziehungsthema gehen die Meinungen so auseinander wie über das Ferber-Schlaftraining. Für manche Eltern und Fachpersonen ist es die Methode schlechthin und wird unkritisch weiterempfohlen; andere sehen darin eine Ausübung emotionaler Gewalt.

Ferber selbst rät davon ab, seine Methode mit Kindern unter 12 Monaten durchzuführen und auch dann solle sie der letzte Ausweg sein. Er gab selbst zu, dass die Methode nicht bei jedem Kind funktioniere und dass er es selbst grausam finde, wenn er höre, dass die Technik wochenlang erfolglos ausprobiert wurde. Als Dr. Ferber darauf hingewiesen wurde, dass er in seinem Buch den Eltern davon abrät, ihr Kind zu sich ins Bett zu nehmen, erwiderte er: „Ich wünschte, ich hätte diese Sätze nie geschrieben … Es sind Pauschalaussagen, die einfach nicht stimmen. Es gibt viele Beispiele, in denen das Familienbett funktioniert. Meine heutige Einstellung ist, dass Kinder mit ihren Eltern zusammen oder alleine schlafen können. Was wirklich zählt, ist, dass die Eltern sich darüber klar werden, was sie wollen." (bei Seabrook, vgl. Anhang).

Ein Schlaftraining ist eine *Konditionierungsmethode*. Man unterscheidet zwischen der *klassischen* und der *operanten Konditionierung*. Die bekannten *Pawlowschen Hunde* sind das Paradebeispiel der klassischen Konditionierung. Der Mediziner *Iwan Pawlow* beobachtete, dass einige Versuchshunde vor der Fütterung Speichel abzusondern begannen, obwohl sie das Futter weder sehen noch riechen konnten. Nun ließ Pawlow jedes Mal vor der Fütterung, zur Zeit des Speichelflusses, einen Glockenton erklingen. Nach einiger Zeit floss der Speichel dieser Hunde alleine schon beim Ertönen der Glocke, unabhängig von der Fütterung. Die Hunde hatten gelernt, eine Verbindung zwischen Glocke und Fütterung herzustellen.

Bei der operanten Konditionierung wird ein Verhalten durch Belohnung oder Bestrafung verstärkt. Das heißt, wenn ein Versuchstier zufällig die erwünschte Handlung ausführt, wird es unmittelbar danach dafür belohnt. Dadurch lernt es sehr schnell, die Handlung auszuführen, um den positiven Verstärker (die Belohnung) zu erhalten. Bei einer unerwünschten Handlung folgt ein negativer Verstärker (Bestrafung oder Ignorieren), damit das Verhalten vom Versuchstier unterlassen wird. Der Verstärker muss in beiden Fällen während oder unmittelbar nach der Handlung erfolgen, damit das Tier den Zusammenhang erkennt und abspeichert. Ein Schlaftraining gehört in die zweite Gruppe und wird auch als Konditionierung durch dosierte Frustration bezeichnet.

Das Verhalten wird durch Belohnung oder Strafe verstärkt

Konditionierung wird vor allem in der Tierdressur eingesetzt

Interessant ist, dass Konditionierungsmethoden sonst vor allem in der Tierdressur eingesetzt werden. Eine Übertragung in die Kindererziehung ist ethisch betrachtet höchst fragwürdig. Die Methoden der Konditionierung gehen nämlich von einem mechanistischen Menschenbild aus, wobei unberücksichtigt wird, dass nicht jedes Kind gleich „funktioniert". Voraussetzung der Konditionierung sollte sein, dass der Lernende aus freiem Willen daran teilnimmt, was bei einem Baby und Kleinkind keineswegs der Fall ist.

Bei einem Säugling kann man durch Nichtbeachten seiner Bedürfnisse die Fähigkeit zu einem Aufschub solcher *nicht* erzielen. Dieses Erziehungsprinzip, welches von großer Frustration und Stress begleitet wird, basiert auf negativer Konditionierung und wirkt sich immer ungünstig auf die emotionale und organische Entwicklung des Kindes aus (Posth).

Im deutschsprachigen Raum wurde die Ferber-Methode vor allem durch das erfolgreiche Buch *Jedes Kind kann schlafen lernen* (Kast-Zahn/ Morgenroth; vgl. Anhang) bekannt. Die beiden Autoren haben die Original-Ferber-Methode in zwei Hauptpunkten abgeändert: Den Beginn der Behandlung setzten sie bereits mit 6 Monaten an, dafür beinhaltet ihr Zeitplan etwas kürzere Schreiphasen.

Kann jedes Kind schlafen lernen?

Individualität wird nicht berücksichtigt

Befürworter der Ferber-Methode gehen davon aus, dass *jedes* Kind schlafen lernen kann, wenn die Eltern nur genügend Durchhaltevermögen haben. Die Individualität von Kind und Eltern wird dabei selten berücksichtigt. Solche Erziehungsratschläge entmündigen Eltern in ihrer kompetenten und instinktiven Rolle und vermitteln eine respekt- und lieblose Haltung gegenüber allen Beteiligten. Den Eltern wird unterstellt, von sich aus falsch zu handeln und nur dank professionellen Anweisungen *richtig* mit ihrem Kind umgehen zu können.

> Die Durchführung eines Schlaftrainings beinhaltet folgende Punkte:
> - Einführung von regelmäßigen Essens- & Schlafenszeiten
> - Alle Hilfsmittel (auch Schnuller und Flasche), die das Kind bisher zur Beruhigung erhalten hat, werden zum Einschlafen nicht mehr gestattet.
> - Die letzten Minuten vor dem Einschlafen sind für einen intensiven Kontakt gedacht. Danach wird das Kind wach und allein in sein Bettchen gelegt. Die Eltern verlassen das Zimmer.
> - Die meisten Kinder beginnen in dieser ungewohnten Situation zu weinen. Die Eltern sollen nun aber nicht – wie bisher – sofort zum Kind gehen, sondern nach einem festgelegten Zeitplan vorgehen.
> - Am ersten Abend lassen die Eltern ihr Kind 3 Minuten schreien, gehen dann kurz zu ihm, verlassen es wieder, warten dieses Mal 5 Minuten und so weiter.
> - Die Zuwendung zwischen den Schreiphasen soll nicht länger als 2 Minuten dauern, und das Kind darf auf keinen Fall aus dem Bett genommen werden. Nur bei Erbrechen dürfen die Eltern Kind und Bett säubern, sollen aber danach mit dem Behandlungsplan weiterfahren.

Extinktion nennt die Fachwelt das berüchtigte Schreienlassen, wobei das unerwünschte kindliche Verhalten durch Nicht-Beachten gelöscht werden soll. Die wenigsten Eltern sind fähig, durch diese Methode das Schlafverhalten ihres Kindes zu beeinflussen. Sowohl Kinder als auch Eltern reagieren sehr verunsichert; letztere leiden zudem unter großen Schuldgefühlen.

Die Ferber-Methode ist eine adaptierte (abgewandelte) Extinktion mit kurzen Zuwendungszeiten. Aber auch damit sind viele Eltern und Kinder überfordert. (Largo, Benz 2003; vgl. Anhang)

Kein kleines Kind, aber am allerwenigsten der Säugling, hat die geistigen Voraussetzungen, auf etwas warten zu können. Er versteht nicht, warum seine Mutter nicht augenblicklich auf sein Rufen reagiert und empfindet dabei große Not. Es geht den Eltern darum, dass ihr Kind *einschläft*, nicht dass es *wartet*. Für das Kind bedeutet es aber dasselbe: Es wartet, schreit und schläft dann irgendwann frustriert ein. Ein so kleines Kind hat noch absolut kein Zeitgefühl. Fünf Minuten kommen ihm folglich wie eine Ewigkeit vor. Erst im vierten Lebensjahr entwickeln Kinder langsam ein Verständnis für zeitliche Abläufe.

Das Kind hört aus Frustration auf zu schreien

Mittels eines Schlaftrainings würde ein Kind das Schreien verlernen, schreiben die Autoren eines Schlafratgebers. In Wahrheit verlernt das Kind, seine Bedürfnisse und Not zu kommunizieren. Jeder Psychotherapeut wird bestätigen, wie schwer es einem Großteil seiner Patienten fällt, die eigenen Bedürfnisse wahrzunehmen, geschweige denn, diese zu äußern. Mühsam müssen sie lernen, wieder Zugang zu längst vergrabenen Gefühlen zu finden. Wäre es nicht sinnvoller, diesen zwischenmenschlichen Austausch schon von Anfang an zu fördern und zu entwickeln, als ihn zuerst abgewöhnt zu bekommen und dann wieder erlernen zu müssen? Ein Baby oder Kleinkind hört nicht deswegen auf zu schreien, weil es *einsieht*, dass sich seine Eltern durch sein Verhalten nicht erweichen lassen. Es fehlen ihm die intellektuellen Fähigkeiten, um einen solchen Schluss zu ziehen. Vielmehr hört es aus lauter Frustration auf zu schreien und resigniert, da niemand auf seine Kommunikationsversuche reagiert.

Das Kind hat nun angeblich gelernt, selbständig ein- und durchzuschlafen. Das Ziel der Eltern scheint erreicht, vorausgesetzt, das Training war wirklich erfolgreich. Die Bedürfnisse des Kindes wurden (immerhin nachts) abgestellt, so dass die Eltern ihre Ruhe haben. Viele Kinder werden nun aber tagsüber anhänglicher oder entwickeln nach einigen Wochen oder Monaten erneute Schlafstörungen.

Obwohl immer davon gesprochen wird, dass dem Kind bei einem Lernprozess *geholfen* werde, müssen wir ganz ehrlich zugeben: Die Eltern erfüllen mit einem Schlaftraining ihre *eigenen* Bedürfnisse, beziehungsweise versuchen, gesellschaftlichen Erwartungen zu entsprechen. Befänden wir uns in einer anderen Gesellschaft, in welcher *diejenigen* Eltern am meisten Anerkennung und Wertschätzung bekommen, welche am einfühlsamsten auf ihre Kinder eingehen, dann wäre niemand stolz, seine Kinder mit einem Schlaftraining zu behandeln.

Was lernen Kinder durch ein Schlaftraining von uns? Wir müssen uns bewusst sein, dass wir Eltern viel weniger *Erzieher* als *Vorbilder* sind. Kinder kopieren uns. Da bleibt nur zu hoffen, dass unsere Kinder, wenn wir einmal alt und pflegebedürftig sind, auf unsere Bedürfnisse eingehen und für uns da sind. Gerade auch in Bezug auf ältere Geschwisterkinder sollten sich Eltern bei der Durchführung des Schlaftrainings ihrer Vorbildrolle bewusst sein. Für Kinder ist es nämlich genauso quälend, wenn ihre kleineren Geschwister schreien müssen. Es wird geraten, die Geschwisterkinder vorübergehend in einem anderen Zimmer unterzubringen. Die Methode solle trotzdem durchgeführt werden.

Unser erster Sohn reagierte immer sehr sensibel auf das Weinen seines kleinen Bruders und ging jeweils sofort zu ihm, wenn mein Mann und ich gerade nicht konnten. Er hatte dieses Verhalten unter anderem von uns abgeschaut und es schien ihm selbstverständlich zu sein, seinen kleinen Bruder zu trösten.

Schlaftrainings erfüllen die Bedürfnisse der Eltern, nicht der Kinder

Sind Kinder kleine Tyrannen?

Im Zentrum mancher Erziehungsratgeber stehen eindeutig *nicht* die Bedürfnisse des Kindes, sondern die Wünsche der Eltern und Normvorstellungen unserer Gesellschaft. Das Kind wird als kleine, willensstarke Persönlichkeit dargestellt, die schreit, um zu bekommen, was sie will.

Wir können das Verhalten des Kindes zu schreien, wenn es alleine einschlafen soll, als *schlecht* erachten; ein Verhalten also, das es zu beseitigen gilt. Das Kind wird in diesem Fall als kleiner Tyrann angesehen, der seinen Willen bekommen und den Machtkampf mit seinen Eltern gewinnen will. Für die Eltern heißt diese Sichtweise, dass sie streng und konsequent sein müssen, um ihr Kind auf den richtigen Weg zu bringen. Hinter dieser Idee steckt die Angst, Kinder seien fehlerhaft und können sich nur dank korrekter Erziehung zu guten Menschen entwickeln.

Je kleiner das Kind, desto mehr Nähe braucht es

Es ist biologisch und psychologisch sinnvoll, dass ein Baby jedes Mal losschreit, sobald eines seiner Bedürfnisse nicht erfüllt ist. Dabei ist das Bedürfnis nach Nähe und Trost genauso wichtig wie Hunger und Durst. Viele Erwachsene denken, es müsse dem Kind doch gut gehen, wenn alle körperlichen Bedürfnisse erfüllt sind. Es kommt dann zu Aussagen wie: „Warum schreit es bloß? Es hat doch getrunken, ist warm zugedeckt und die Windel ist gewechselt." Aber: „Die psychischen Bedürfnisse eines Kindes sind schwieriger wahrzunehmen und deshalb auch weniger leicht zu befriedigen als die körperlichen. Damit es einem Kind gut geht, muss es sich geborgen und angenommen fühlen. Geborgenheit setzt die Nähe vertrauter Personen voraus. Ein Kind kann, insbesondere in den ersten Lebensjahren, nicht alleine sein. Es braucht eine vertraute Person, die ihm jederzeit Nähe, Hilfe und Schutz geben kann." (Largo 2007, 14).

Je kleiner das Kind, umso intensiver muss diese Nähe auch sein. Bei einem Neugeborenen und Säugling reicht es meistens nicht, neben dem Bettchen zu stehen, geschweige denn im Zimmer nebenan zu sein. Nähe bedeutet in diesem Fall Körperkontakt. Je älter ein Kind wird, desto weiter entfernt kann sich die Bezugsperson befinden und ihm trotzdem noch ein Gefühl von Geborgenheit vermitteln.

Folgende Aussagen sind in unserer Gesellschaft weit verbreitet, obwohl ihnen jede fachliche Grundlage fehlt:

Aussage: „Ein Kind, welches nicht alleine einschlafen kann oder nachts nach den Eltern ruft, führt jene nur an der Nase herum. Solche Spielchen dürfen Eltern auf keinen Fall mitmachen. Ein Kind braucht nicht ständig die körperliche Nähe zu seinen Eltern, um sich sicher und geborgen zu fühlen"

Die Notwendigkeit des Kindes, von den Eltern liebevoll in den Schlaf begleitet zu werden, wird als Manipulationsversuch betrachtet. In Wahrheit handelt es sich um ein emotionales Grundbedürfnis nach Nähe und Geborgenheit und nicht um eine schlechte Angewohnheit oder ein „Spielchen". Grundbedürfnisse des Kindes werden oft als *Launen* und *Forderungen* bezeichnet, denen sich die Eltern nicht beugen dürfen. Ein kleines Kind hat noch kein Zeitgefühl; es lebt völlig im Moment. Somit braucht es viel häufiger körperliche Nähe zu seinen Bezugspersonen und eine ständige Rückbestätigung deren Liebe. Ein Baby und Kleinkind erlebt den Zustand des Sich-Geliebt-Fühlens nicht über den Verstand (bei Erwachsenen mag es reichen, sich ab und zu zu sagen, dass man sich liebt), sondern über die konstante Nähe und Zärtlichkeit.

Geliebtfühlen heißt: Konstante Nähe

Aussage: „Ein Kind, das beim Einschlafen und in der Nacht nach den Eltern ruft und weint, will bloß seinen Willen durchsetzen."

Eltern bekommen durch diese Aussage eine falsche Vorstellung vom Willen eines kleinen Kindes. Erst im Verlauf des zweiten Lebensjahres kann man bei einem Kind von einem eigenen

Willen sprechen. Vorher kann es sein Verhalten nicht willentlich steuern. „Für die Entwicklungspsychologie ist es von entscheidender Bedeutung zu erkennen, dass der kleine Säugling noch keine Entscheidungen oder Entschlüsse auf Willensbasis treffen kann, sondern rein aus natürlichem Bedürfnis und unabweisbaren Drang heraus sich verhält und handelt. Das ist von der Evolution so eingerichtet, weil nur unter den Bedingungen einer ungehinderten Anpassungsfähigkeit der Fortbestand seiner Existenz gesichert ist und sich nur auf diese Weise seine optimale Entwicklung vollziehen kann. Ein zu früher eigener Wille wäre dabei hinderlich."(Posth 2007, 35f)

Familie soll eine harmonische Einheit bilden

In den Augen mancher Fachleute findet ein ständiger Machtkampf zwischen Eltern und Kind statt. Ich sehe Kinder und Eltern viel mehr als Mitglieder einer Familie, in der eigentlich alle dasselbe wollen: Eine liebevolle und harmonische Einheit bilden. Niemand soll an den Rand gedrängt werden und es können die Bedürfnisse aller Beteiligten befriedigt werden, wenn konstruktiv nach Lösungen gesucht wird. Starre und pauschale Methoden und Empfehlungen fremder Fachpersonen werden individuellen Familien nicht gerecht.

Aussage: „Einschlafgewohnheiten wie Stillen, Schnuller, Fläschchen, Herumtragen, mit Mutters Haaren oder Vaters Bart spielen sind Sonderwünsche, welche dem Kind so schnell wie möglich abgewöhnt werden sollten."

Die meisten Kinder sind beim Einschlafen auf Unterstützung angewiesen. Welche Vorlieben das Kind hat, ist individuell. Auch viele Erwachsene können nur unter bestimmten Bedingungen einschlafen (mit offenem Fenster, neben dem Partner, mit Wollsocken oder beim Musikhören …). Kinder entwöhnen sich im Normalfall von der Brust, Flasche usw.

Wenn es zu Gewohnheiten kommt, die wirklich sehr lästig werden, gibt es die Möglichkeit, dem Kind dies zu erklären, ohne ihm die Nähe zu verwehren. Nachdem ich unseren ersten

Sohn abgestillt hatte, begann er, vor allem beim Einschlafen mit meinen Brustwarzen zu spielen. Als ich mit unserem zweiten Sohn schwanger wurde, empfand ich dies als zunehmend unangenehm, da während der Schwangerschaft die Brustwarzen sehr empfindlich werden. Ich erklärte ihm, dass ich weiterhin bei ihm sein würde, bis er schläft, aber dass es mich sehr störe, wenn er meine Brustwarzen berühre. Als er seine Einschlafhilfe nicht so ohne weiteres aufgeben wollte, drehte ich mich beim Einschlafen auf die andere Seite. Sehr schnell hatte er sich daran gewöhnt und schlief prima ein. Wir hatten eine Lösung gefunden, die für beide stimmte.

„Kinder, welche bei/zwischen den Eltern schlafen, sind eine Gefahr für deren Beziehung, da sie jene auseinander zu bringen versuchen."

Es ist sicher nicht das Ziel eines Kindes, seine Eltern zu trennen. Es möchte dazugehören und sich inmitten der beiden Personen befinden, die es am meisten liebt. Es hat das Bedürfnis, nahe bei den Eltern zu schlafen. Da diese darüber oft nicht einig sind, kann es zu einem Konflikt kommen. Diesen Konflikt hat das Kind aber weder bezweckt noch verursacht; er ist die Folge der Uneinigkeit der Eltern. Die meisten Kinder fühlen sich sehr unwohl (oder sogar mitschuldig), wenn ihre Eltern sich streiten, und entspannen sich, sobald jene sich wieder versöhnen.

Babys können (noch) nicht manipulieren

Ein Kind, welches bei den Eltern schläft, muss ja nicht zwangsläufig *zwischen* ihnen liegen. Es ist ohnehin sicherer, wenn die Mutter in der Mitte und das Kind am Rande des Bettes liegt (siehe Seite 56).

Kinder, die sich mit dem Alleine-Schlafen schwer tun, stellen weder unmögliche Forderungen, noch haben sie übertriebene Sonderwünsche. Babys und Kleinkinder haben noch nicht die Fähigkeit zur Manipulation und verfügen oft noch nicht über einen eigenen Willen. Ihnen so etwas zu unterstellen, missversteht ihre psychologische und kognitive Entwicklung (vgl. dazu das Interview auf Seite 132ff)).

Sind Eltern unfähig?

Eltern, die sich jeden Abend eine Stunde neben ihr Kind legen oder es herumtragen, bis es tief und fest schläft, werden von vielen belächelt und als unfähig betrachtet. Oder noch schlimmer: Diese Eltern werden sogar dafür verantwortlich gemacht, dass ihr Kind „schlecht" schläft. Sie würden ihm mit ihrem nachgiebigen Verhalten eine Schlafstörung regelrecht anerziehen. Solche Vorwürfe verunsichern viele junge Eltern massiv, da sie ja tatsächlich nicht wissen, ob ihr Kind eines Tages alleine ein- und durchschlafen wird. Es braucht viel Selbstvertrauen und auch Vertrauen in die Entwicklung und die Fähigkeiten des Kindes, um sich nicht den Ratschlägen Aussenstehender zu beugen. Gerade beim ersten Kind sind Eltern oft noch unsicher und probieren so manches aus, um ihr Kind zum Schlafen zu bringen. Vielleicht sind die meisten ihrer Versuche nutzlos und es ist gut möglich, dass sie beim zweiten oder dritten Kind kopfschüttelnd zurückschauen.

Eigene Erfahrungen sind aber äußerst wichtig, auch wenn sie im Nachhinein als „falsch" empfunden werden. Denn die Methoden anderer Eltern zu kopieren oder pauschale Ratschläge zu befolgen, garantiert keinen Erfolg. Jedes Kind ist anders. In den meisten Fällen handeln Eltern wahrscheinlich instinktiv und intuitiv richtig, sofern sie ihren Gefühlen und nicht dogmatischen Lehrmeinungen folgen.

Nun fällt es aber manchen Eltern extrem schwer, auf ihr Gefühl zu hören und intuitiv zu handeln. Haben sie doch selbst ein Leben lang gelernt, eigene Bedürfnisse zu unterdrücken und ihrer Vernunft zu folgen. Diese Eltern sind in Bezug auf ihr Kind und seine Äußerungen sehr unsicher. Indem sie die Ratschläge frem-

Eltern brauchen Selbstvertrauen und Vertrauen in ihr Kind

der Personen befolgen, vor allem, wenn dies zu mehr Distanz zwischen Eltern und Kind führt, erlangen sie kaum Vertrauen in ihre elterliche Intuition.

Jene Eltern, welche sich einfühlsam und intensiv um ihr Kind kümmern, werden oft mit folgenden Vorwürfen konfrontiert:

Aussage: „Das Kind wird aus selbstsüchtigen Zwecken ins Elternbett geholt."
Den Eltern, die ihre Kinder bei sich schlafen lassen, wird oft unterstellt, sie würden egoistisch handeln. Das Kind im Bett ersetze den ersehnten Körperkontakt oder aber verhindere bewusst das Sexualleben. Nur nebenbei bemerkt, gibt es genug andere Ausreden (Kopfschmerzen, Müdigkeit etc …), um der Sexualität aus dem Weg zu gehen! Wenn Eltern eine verständnisvolle Beziehung miteinander führen, braucht es keinen Vorwand wie das Kind im Bett. Und wenn eine Mutter sich tatsächlich vor nächtlichen Übergriffen des Vaters schützen muss, dann liegt das Problem sowieso ganz woanders. Nur weil das Kind aus dem Ehebett ausquartiert wird, verbessern sich das erloschene Sexualleben oder die schlechte Beziehung dieser Eltern nicht.

Kind im Bett als Ersatzbefriedigung?

Selbstverständlich sollten Eltern ihr Kind nicht für ihre eigenen Zwecke missbrauchen. Solange Kinder jedoch noch klein sind, ist das Familienbett nichts, das gegen ihren Willen durchgeführt wird. Im Gegenteil, die meisten Kinder ziehen das Elternbett ihrem eigenen Bett vor und protestieren heftig, wenn sie nachts *nicht* bei den Eltern sein dürfen.

Aussage: „Manche Eltern (vor allem Mütter) können einfach nicht loslassen, obwohl ihr Kind lieber seine Ruhe haben möchte."
Viele Kinder reagieren auf eine Reizüberflutung mit vermehrtem Schreien und Unwohlsein. Hier sind zu nennen: grelles Licht, ständige Fernseh- und Radioberieselung und andere Lärm-

quellen. Zu behaupten, der Kontakt mit den Eltern wäre für das Kind belastend und es möchte lieber alleine in seinem Bettchen liegen, trifft wahrscheinlich in den wenigsten Fällen zu. In allen ursprünglichen Kulturen befinden sich Babys uns Kleinkinder in permanenter Nähe zu ihren Bezugspersonen und werden auch nicht ausgeschlossen, wenn es einmal laut wird.

Aussage: „Eltern machen es sich sehr einfach (und handeln unverantwortlich), wenn sie den Forderungen ihrer Kinder stets nachgeben."

Das kindliche Bedürfnis nach nächtlicher Nähe zu erfüllen ist in keiner Hinsicht z. B. mit dem Wunsch nach Süßigkeiten vergleichbar. Ersteres ist ein emotionales Grundbedürfnis, welches immer und überall vorhanden ist. Es wird durch einen inneren Antrieb gesteuert. Die Lust auf Süßigkeiten ist ein momentaner Wunsch, ausgelöst durch den Anblick des Regals im Supermarkt. Selbstverständlich wäre es für die Zähne und die Gesundheit des Kindes nicht von Vorteil, ihm den Wunsch nach Süßem jedes Mal zu erfüllen. Was das gemeinsame Schlafen betrifft, schadet dies dem Kind weder körperlich noch seelisch (außer es wehrt sich eindeutig dagegen). Im Gegenteil, Kinder, deren emotionalen Bedürfnisse erfüllt werden, stärken ihr Selbstvertrauen und die Bindung zu ihren Eltern. Sind diese Bedürfnisse erfüllt, schläft das Kind problemlos alleine.

Nächtliche Nähe ist ein emotionales Grundbedürfnis

Mythen in der Schlaferziehung

Aussage: „Ein Kind, das mit einem halben Jahr noch nicht alleine ein- oder durchschlafen kann, wird dies nur noch schwer lernen."

Solche Aussage lösen bei Eltern massiven Druck aus, das Schlafverhalten ihres Kindes aktiv beeinflussen zu müssen. Sie kommen zum Schluss, dass ihre Kinder später *nie* fähig sein werden, alleine ein- und durchzuschlafen. Es erwerben aber alle Kinder diese Fähigkeit, da sie früher oder später die biologische und emotionale Reife dazu erlangt haben. Dies geschieht auch ohne (großes) aktives Eingreifen seitens der Eltern. Die oben stehende Aussage ist insofern richtig, als auch viele 1- bis 2-jährigen Kinder noch auf nächtliche Betreuung angewiesen sind. Das Problem liegt hier aber nicht darin, dass diese Kinder unter einer Schlafstörung leiden, sondern, dass auch gemessen an ihrem Alter noch zu hohe Erwartungen an sie gerichtet werden.

Aussage: „Kurzschläfer-Kinder können lernen, länger zu schlafen."
Alle Kinder haben unterschiedliche Temperamente und Schlafbedürfnisse. Dies wird nicht durch Erziehung gesteuert, sondern ist vielmehr angeboren. Eine pauschale Methode wie ein Schlaftraining nach Zeitplan kann für unterschiedliche Kinder unmöglich angepasst sein. Es sind schließlich auch nicht alle Kinder gleiche Esser. Wir werden diejenigen, welche wenig Nahrung brauchen, kaum dazu zwingen können, grössere Mengen zu essen, ohne dass dies das Risiko einer späteren Essstörung zur Folge haben könnte.
Ein Kind kann nicht lernen, länger zu schlafen. Dies betonen auch die Kinderärzte des Zürcher *Schlafzentrums* (Jenni; Benz 2007, 313). Der Schlafbedarf eines Kindes ist eine feste, unveränderliche Größe. Das Schlafbedürfnis von gleichaltrigen Kindern kann sehr unterschiedlich sein.
Wir können das Kind vielleicht so weit trainieren, dass es still in seinem Bettchen liegt und darauf wartet, von seinen Eltern herausgenommen zu werden. Es hat deswegen aber nicht länger *geschlafen*. Wenn ein Kind jedoch umgekehrt zu wenig Schlaf erhält, holt es diesen oft von selbst nach. Die meisten Kinder haben die Fähigkeit, in allen Situationen und Positionen einzuschlafen, wenn sie müde sind.

Der Schlafbedarf ist eine unveränderliche Größe

Aussage: „Eltern können ihr Kind beim gemeinsamen Schlafen erdrücken."
Diese Angst ist unter normalen Bedingungen unbegründet, wie man mit Filmaufnahmen zeigen konnte. Erwachsene sind während des Schlafens nicht einfach bewusstlos und fallen in der Regel nicht aus dem Bett. Auf die Vorsichtsmaßnahmen beim gemeinsamen Schlafen gehe ich auf Seite 56 ff ein.

Aussage: „Eltern können ihr Kind nachts ruhig eine Weile quengeln lassen und es erst beruhigen, wenn es richtig schreit."
Dieser Ratschlag kann die Situation verschlimmern! Gerade Babys, die sofort gestillt oder auf eine andere Weise wieder beruhigt werden, finden den Schlaf schnell wieder. Wenn jedoch die subtilen Signale des Babys ignoriert werden, fühlt es sich gezwungen, stärkere Kommunikationsmethoden einzusetzen und beginnt laut zu schreien. Danach lässt es sich nur noch schwer beruhigen.
Oft hilft es bereits, das Köpfchen zu streicheln, eine Hand auf seinen Bauch zu legen oder seine Schlafposition leicht zu verändern, damit es wieder einschläft.
Immer wieder bekommen Eltern zu hören, wie wichtig es sei, dass ihr Kind schon früh lerne, sich selbst zu beruhigen. Für das Kind ist diese Fähigkeit der Selbstberuhigung nicht unbedingt von Vorteil, da seine Bezugspersonen Gefahr laufen, es allzu oft sich selbst zu überlassen. Irrtümlicherweise nehmen viele Eltern an, ihr Kind brauche nicht soviel Zuwendung, wenn es „brav" in seinem Bettchen liege. Einigen Kindern mag es relativ gut gelingen, sich selbst zu trösten, ohne die Hilfe der Eltern zu beanspruchen. Die Energie, die ein Kind jedoch zur Selbstberuhigung einsetzt, steht ihm nicht für sein Wachstum und seine Entwicklung zur Verfügung. Nicht selten wird aus dem „braven" und angepassten Baby ein *Spätquengler*, welcher plötzlich – zur großen Überraschung seiner Eltern – lautstark nach Zuwendung verlangt.

„Brave" Kinder werden eher sich selbst überlassen

Aussage: „Ist das Baby satt, sollte es nicht immer wieder gestillt werden oder die Flasche erhalten."
Stillen bedeutet nicht nur Nahrungszufuhr, sondern auch Beruhigung, Trost und Körperkontakt. Ein Baby kann satt sein und trotzdem das Bedürfnis haben, an der Brust, der Flasche oder dem Schnuller zu saugen, um sich zu beruhigen. Die Gefahr der Überfütterung ist beim Stillen übrigens nicht vorhanden. Im Gegenteil: Stillen schützt auch längerfristig vor Übergewicht. Stillen reguliert den Herzschlag, den Atemrhythmus und senkt den Blutdruck – und es stillt nicht zuletzt auch den Durst.

Aussage: „Die Pausen zwischen den Mahlzeiten können schon mit wenigen Wochen laufend ausgedehnt werden."
„Stillen nach Bedarf" lautet die heutige Empfehlung. Das bedeutet, dass das Baby ganz allein entscheidet, wie oft und wie lange es gestillt wird. Das Gleiche ist mit der Flasche – wenn auch nicht so einfach - möglich.
In manchen Kulturen werden Babys mehrmals pro Stunde gestillt, und das über eine lange Zeit (zum Beispiel die *!Kung* in Afrika oder die *Gainj* in Papua Neuguinea). Sehr häufiges Stillen ist nicht ungewöhnlich. Es hat sich erwiesen, dass nach Bedarf gestillte Babys besser gedeihen und weniger schreien. Feste Zeitpläne zwischen den Mahlzeiten (zum Beispiel ein 3– oder 4-Stundenrhythmus) waren früher bei der schwer verdaulichen Flaschennahrung notwendig.
Das Temperament und die Saugfähigkeit des Kindes bestimmen im Wesentlichen, wie viel und wie häufig es gestillt werden möchte. Einige Kinder trinken sehr effektiv und sind nach kurzer Zeit satt. Andere saugen gemütlicher oder jeweils nur kurz, so dass sie rasch wieder Hunger bekommen. Daher werden festgelegte Zeitpläne unterschiedlichen Babys respektive ihrem Trinkverhalten nicht gerecht.

Stillen nach Bedarf ist am Besten für die Entwicklung

Aussage: „Ab 6 Monaten braucht ein Kind nachts keine Nahrung mehr und kann ungefähr 11 Stunden am Stück schlafen."
Dem Thema Durchschlafen haben wir uns schon gewidmet. Tatsache ist, dass ein Großteil der Kinder mit 6 Monaten noch nicht mehr als 5–6 Stunden am Stück durchschläft. Dass ein Kind in diesem Alter 11 Stunden ohne Unterbrechung schläft, kann sein, ist aber eher ungewöhnlich und daher auch nicht erstrebenswert. In der Nacht zu saugen führt dazu, dass sich ein Kind vermehrt im REM-Schlaf befindet, begünstigt dadurch seine Entwicklung und stellt einen Schutz vor dem plötzlichen Kindstod dar. Davon abzuraten, es nachts zu stillen, ist zumindest im ersten Lebensjahr nicht in seinem Interesse (siehe Seite 22/23).

Aussage: „Geben Sie Ihrem Kind eine gehaltvolle Abendmahlzeit, damit es möglichst lange und tief schläft."
Dass eine *gehaltvolle* Abendmahlzeit, respektive das Einführen von fester Kost, nicht zum Durchschlafen verhelfen, haben Studien längst bewiesen.

Die Abendmahlzeit hat wenig Einfluss auf das Durchschlafen

Wie wir bereits gesehen haben, schlafen viele Stillkinder später durch als flaschenernährte Babys. Die künstliche Säuglingsmilch ist schwerer verdaulich, was zu längeren Pausen zwischen den Mahlzeiten führt. Für den kindlichen Organismus ist dies allerdings kein Vorteil. Die Tatsache, dass Stillkinder besonders abends lange gestillt werden möchten und sich die Milchmenge abends reduzieren kann, verleitet jedoch viele Eltern dazu, Stillmahlzeiten durch Beikost zu ersetzen oder abzustillen. Sie erhoffen sich dadurch, dass ihr Kind nun endlich durchschläft, und erleben nicht selten eine große Enttäuschung. Denn die emotionalen Faktoren, das Zahnen etc., die das nächtliche Aufwachen begünstigen, lassen sich durch die Ernährung nicht beeinflussen.

Aussage: „Eltern sollten sich nicht zu sehr für ihr Kind aufopfern."
Gerade in den ersten Lebensjahren sind Kinder auf zuverlässige und liebevolle Pflege angewiesen. „Kein Säugling ist in der Lage, aus Rücksicht auf seine Eltern seine Bedürfnisse zu zügeln." (Posth 2007, 158). Mit Aufopfern hat das nichts zu tun. Es geht um eine große Verantwortung, welche Eltern bereits in der Schwangerschaft für ihr Kind übernehmen. Elternschaft verstehe ich als eine Zeitspanne von mindestens 16 Jahren, in der ich für mein Kind da sein will, so oft es mich braucht.

Teddybär, Schnuller & Co

Viele Fachleute raten den Eltern, dem Kind das Alleine-Schlafen mit Hilfe eines Teddybären, Schnullers oder einem anderen Gegenstand, welcher ihm Geborgenheit vermitteln soll, zu erleichtern. Gegen Stofftiere ist nichts einzuwenden, wenn sie nicht Ersatz für Zuneigung sein sollen. Braucht ein Kind sein Stofftier oder sein Tüchlein unbedingt, um sich beruhigen zu können, sollte ihm dies selbstverständlich nicht verwehrt werden. Aber es stellt sich hier die Frage, weshalb viele westliche Kinder geradezu eine Abhängigkeit zu solchen Objekten entwickeln. Gewohnheiten, welche einen Körperkontakt mit einem anderen Menschen voraussetzen, werden als ungünstig angesehen, wohingegen Gewohnheiten, bei welchen sich das Kind alleine oder mit Hilfe eines materiellen Gegenstandes beruhigen kann, als günstig bewertet werden.
Das Kind lernt also schon früh, dass es selbst dafür verantwortlich ist, seine Bedürfnisse zu erfüllen – und dies notfalls mit unbelebten Objekten.

Stofftiere sollten kein Ersatz für Zuneigung sein

Diese *Übergangsobjekte*, wie sie auch genannt werden, sind bei Kindern, welche ihre emotionalen Bedürfnisse mit Hilfe anderer

Menschen erfüllen können, nicht bekannt. Wir sollten uns ernsthaft fragen, ob diese frühkindliche Fixierung auf leblose Gegenstände für die psychologische Entwicklung von Vorteil ist.

Gerade der Einsatz von Schnullern ist im Zusammenhang mit dem Stillen keineswegs empfehlenswert. Bei Babys, welche schon früh einen Schnuller erhalten, treten häufiger Stillprobleme auf. Dadurch, dass das Kind sein Saugbedürfnis am Schnuller und nicht an der Brust erfüllt, geht die Milchmenge zurück und es wird in der Regel früher abgestillt. Außerdem kann ein übermäßiger Gebrauch eines Schnullers zu logopädischen Problemen und Zahnfehlstellungen führen.
Das wichtigste Argument, welches in meinen Augen gegen einen Schnuller spricht, ist jedoch der mangelnde Körperkontakt, der sich daraus ergibt, dass sich ein Kind mit dem Schnuller zufrieden gibt.
Für ein Kind, welches bereits abgestillt ist, kann ein Schnuller jedoch hilfreich sein, damit es sein Saugbedürfnis stillen kann.

Der Schnuller ist ein künstlicher Brustersatz

Ist es nicht seltsam: Lisa, ein zweijähriges Mädchen, welches nicht ohne seine Mutter einschlafen kann, erzeugt bei vielen Leuten Kopfschütteln und seine Eltern hören vorwurfsvolle Kommentare, wie unselbständig ihr Kind doch sei.
Mona, auch zweijährig, kann abends nicht einschlafen, weil der heiß geliebte Teddy plötzlich spurlos verschwunden ist. Dafür haben wir natürlich Verständnis und würden eifrig nach dem treuen Gefährten suchen. Welches Kind ist jetzt aber das *selbstständigere*?
Oder ein anderes Beispiel: Der zweijährige Yves wird noch regelmäßig von seiner Mutter gestillt. Ihre Freundinnen haben alle schon abgestillt oder stillen nur noch gelegentlich. Sie finden es seltsam, dass Yves in seinem Alter noch so häufig an die Brust will. Fehlt ihm etwas?

Dass die gleichaltrigen Kinder der Freundinnen die ganze Zeit den Schnuller im Mund haben, wird aber als völlig normal betrachtet. Ein Schnuller ist ein künstlicher Brustersatz, nichts anderes. Warum sollte das Original schlechter sein als die Kopie?

Schnuller und Teddybär gehören in unserer Gesellschaft dazu – und ich will das keineswegs verurteilen! Aber ich wünschte mir, dass sich Eltern, welche ihren Kindern persönliche Nähe und Geborgenheit vermitteln, nicht mehr länger rechtfertigen müssen.

Ist das Kind schon früh längeren Trennungen von seinen Bezugspersonen ausgesetzt (weil es fremdbetreut ist oder nachts alleine schlafen soll), macht es durchaus Sinn, dass es ein Übergangsobjekt als zuverlässigen emotionalen Begleiter erhält, welcher ihm Sicherheit vermittelt. Das Kind würde aber die Nähe eines Menschen dem Objekt eindeutig vorziehen.

Kein Objekt kann die Nähe eines Menschen ersetzen

Die Auszeit-Methode

Bei älteren Kindern, welche ihr Bett selbständig verlassen und das Zimmer der Eltern aufsuchen können, empfehlen Fachleute die Auszeit.

Die Auszeit ist eine kurze räumliche Trennung zwischen Eltern und Kind und erfolgt jedes Mal, wenn das Kind „seine Grenzen überschreitet". Kann sich das Kind schon selbständig fortbewegen und zu den Eltern gelangen, müssen diese die Türe zumachen und notfalls zuhalten.

„Soziales Trennen ist für das Kind eine harte Maßnahme und sollte nur im äußersten Notfall eingesetzt werden. Ein Einsperren des Kindes ist generell verboten und Teil der sogenannten schwarzen Pädagogik. Das Kind muss die Möglichkeit haben, sobald es sich beruhigt hat und sein ‚Schmollen' beendet, ungehindert zur Mutter oder einer anderen, erziehenden Person

zurückzukehren und um Trost und Verzeihung zu ersuchen."
(Posth 2007, 226)

Die Auszeit solle nie in Minuten länger sein, als das Kind in Jahren alt ist, legen die Autoren eines Ratgebers fest. Dies stellt aber einen großen Widerspruch zum Zeitplan des Schlaftrainings dar. Im Rahmen der Auszeit darf ein 1-jähriges Kind gerade einmal 1 Minuten von den Eltern getrennt werden. Beim Schlaftraining können Eltern ihr Kind jedoch bis zu 10 Minuten alleine im Zimmer lassen, und das bereits ab 6 Monaten. Ob sich die Erziehungsmethode Schlaftraining oder Auszeit nennt, spielt für das Kind keine Rolle. Wie erklärt es sich also, dass nachts im Rahmen des Schlaftrainings etwas erlaubt ist, was tagsüber bei der Auszeit nicht empfohlen wird? Dabei sollten wir bedenken, dass die bedrohliche Dunkelheit in der Nacht das Alleinsein für das Kind zusätzlich erschwert.

Zum Zeitpunkt, an dem ein Kind sein Bett selbständig verlassen kann, und es folglich erforderlich würde, die Auszeitmethode anzuwenden, befindet sich das Kind entwicklungsbedingt in der Phase der Trennungsangst, die bei 2–3-jährigen Kindern am stärksten ausgeprägt ist. Gerade in dieser Phase ist es für ein Kind noch besonders wichtig, nahe bei seinen Eltern sein zu dürfen.

Ein kleines Kind fühlt sich durch räumliche Trennung zurückgewiesen

Das Kind, seine Gefühle und Bedürfnisse werden als provokativ und inakzeptabel abgewertet. Warum es sich so verhält, wird nicht ergründet. Sowohl das Verhalten der Eltern als auch die äußeren Umstände beeinflussen ein Kind: War der Tag vielleicht zu hektisch? Hat es schwierige Erfahrungen gemacht? Saß es zu lange vor dem Fernseher oder wurde vernachlässigt? Das scheint gar keine Rolle zu spielen. Nein, das Kind soll sich gefälligst an die Spielregeln halten und „wenn es nicht hören will, soll es fühlen". Kinder sind aber nur allzu oft ein Spiegel ihrer Umgebung und zeigen uns an, wo wir uns hinterfragen sollten.

Das Kind dürfe außerdem nicht den Eindruck bekommen, bestraft zu werden, betonen Fachleute. Welchen anderen Eindruck aber sollte es erhalten? Es ist unumgänglich, dass es sich in dieser Situation zurückgewiesen und unverstanden fühlt.
Da das Schlaftraining mit älteren Kindern nicht mehr durchgeführt werden kann, weil sie ihr Bett und auch ihr Zimmer eigenhändig verlassen können, braucht es also eine andere Methode. Was aber tun Eltern, wenn auch die Auszeit keine Wirkung mehr zeigt? Eltern sind nur so lange Sieger dieses Machtkampfes (der angeblich vom Kind inszeniert wird), solange sie ihrem Kind körperlich überlegen sind. Es erscheint mir schon sehr fragwürdig, die physische Überlegenheit als Erziehungsmethode einzusetzen. Dem Kind wird wiederum jegliches Mitspracherecht verwehrt. Es kann vielleicht kontrollieren, ob die Tür offen oder zu bleibt. Es bekommt aber nicht das, was es braucht – nämlich die liebevolle Nähe der Eltern. Die Situation bleibt für das Kind frustrierend.

Ist ein Schlaftraining empfehlenswert?

Alle erfahrenen Eltern und Experten wissen: Natürliche kindliche Entwicklungsschritte lassen sich nicht vorteilhaft beschleunigen. Kinder lernen dann zu essen, zu sprechen, zu gehen, trocken zu werden und eben auch selbständig ein- und durchzuschlafen, wenn sie dazu die nötige Reife erlangt haben. Im Idealfall zeigen sie uns deutlich, wann dieser Moment gekommen ist. Wir können ihnen immer wieder Lernmöglichkeiten bieten, sollten jedoch sensibel auf ihre Signale achten und sie nicht drängen.

Kinder entwickeln sich dann, wenn sie sich reif dazu fühlen

Vor einigen Jahrzehnten war das Topftraining gang und gäbe, ein ähnlicher Irrweg wie meiner Meinung nach das Schlaftraining heute. Die Mutter sollte vom ewigen Windelwaschen befreit werden. Manches Kind hat aber nach dem frühzeitigen

Sauberwerden wieder eingenässt und eingekotet. Genauso berichten Eltern, welche ein Schlaftraining bei ihren Kindern durchgeführt haben, oft von Rückfällen.

Die Erwartungen in Bezug auf das Sauberwerden wurden der kindlichen Entwicklung angepasst und heute wird es kaum Eltern geben, welche sich beklagen, ihrem Kind im ersten und zweiten Lebensjahr mehrmals täglich die Windeln wechseln zu müssen.

„Eltern müssen sich nicht ständig aktiv darum bemühen, damit ihr Kind Fortschritte macht. Es braucht nicht ‚gefördert' zu werden. Das Kind entwickelt sich aus sich heraus, solange sein körperliches und psychisches Wohlbefinden gewährleistet ist und es entwicklungsspezifische Erfahrungen machen kann. (...) Für jeden Entwicklungsschritt gibt es einen bestimmten Zeitpunkt, an dem das Kind innerlich dazu bereit ist. Wann es soweit ist, zeigt uns das Kind mit seinem Verhalten an." (Largo 2007, 21; vgl. Anhang)

Kinder sind motiviert zu Entwicklungsschritten

Außerdem entfalten Kinder ihre Entwicklungsschritte normalerweise mit viel Motivation und Freude. Sie strahlen über ihre ersten Gehversuche und sind kaum noch zu bremsen, diese zu verbessern. Sie sind stolz darauf, den Löffel selbst zu halten und werden ärgerlich, wenn wir sie dann noch füttern wollen. Oder sie plappern wie wild drauf los vor Begeisterung, sich endlich mitteilen zu können.

Erstaunt es uns da nicht, dass ausgerechnet das Schlafen-Lernen mit so viel Leid und Tränen verbunden ist? Warum sollte gerade dieser Lernprozess völlig aus der Reihe tanzen und als einzige Ausnahme aller Entwicklungsprozesse sowohl den Eltern als auch ihren Kindern so schwer fallen?

Eltern werden ihr Kind beim besten Willen nicht dazu bringen, ohne Hilfe zu gehen, wenn es dies noch nicht kann. Genauso wenig können sie es dazu bringen, Wörter auszusprechen oder keine Windeln mehr zu benötigen. Das Essen lässt sich vielleicht noch hineinstopfen, aber das anschließende Erbrechen können sie nicht verhindern. Die kindliche Entwicklung des Schlafens unterscheidet sich insofern vom Gehen, Sprechen oder Essen, da sie sich tatsächlich in gewisser Hinsicht erzwingen lässt, obwohl das Kind noch nicht dazu bereit ist. Man kann ein Kind zwar nicht dazu zwingen, einzuschlafen. Das weiß jeder, der schon einmal nachts wach lag und den Schlaf nicht fand. Gerade Schlafen hat mit Loslassen und Entspannung zu tun und erfolgt nicht auf Befehl. Aber ein kleines Kind kann sich nicht wehren, wenn seine Eltern es einfach allein in seinem Bettchen liegen lassen. Es muss diese Situation zwangsläufig akzeptieren. Zwar schreit es, da es sich verängstigt und verzweifelt fühlt. Bleibt die Reaktion der Eltern auf das Schreien aus, schläft das Kind schließlich erschöpft und frustriert ein. Es wurde ihm nicht bei etwas geholfen, das es lernen wollte, weil es dazu bereit war; es hatte einfach keine andere Wahl.

Schlafen kann nicht gelernt werden

Das Kind lernt also eigentlich nicht das Schlafen; es lernt bestenfalls stillschweigend zu ertragen, alleine im Bettchen liegen zu müssen.

Gerade weil das Schlafen-Lernen sehr stark mit der emotionalen Entwicklung, mit Angst und mit räumlicher Trennung verknüpft ist, vollzieht sich dieser komplexe Prozess niemals innerhalb von zwei Wochen. Ein Schlaftraining kann hingegen den Aufbau einer sicheren Bindung gefährden.
Was Sie jetzt investieren an nächtlicher Zuwendung, wird positive Auswirkungen auf das ganze Leben Ihres Kindes haben. Und halten Sie sich immer vor Augen: Es handelt sich um eine vergleichsweise kurze Phase in Ihrem Leben, an die Sie sich schon bald kaum noch erinnern werden.

Erfahrungen von Eltern mit Schlaftrainings

„Wenige Tage nach der Geburt unseres ersten Sohnes verließen wir zusammen das Spital. Er wollte alle zwei Stunden gestillt werden.
In meinem Umfeld hatte niemand Stillerfahrung. Die Kinder meiner Bekannten bekamen Flaschennahrung und schliefen schon früh durch. Daher war ich verunsichert und fühlte mich nach einiger Zeit wegen den anstrengenden Nächten fix und fertig. Mit 5 Monaten begannen wir, ihm jeden Abend eine Flasche zu geben und mit fast 8 Monaten stillte ich ihn schließlich ganz ab. Wir erhofften uns dadurch ruhigere Nächte. Umso frustrierender war es, als wir feststellten, dass die Umstellung auf Flaschennahrung nicht zum Durchschlafen verholfen hatte.
Beim ersten Kind sind Eltern noch unerfahren. Ich war sehr enthusiastisch mit Stillen, Tragen und gemeinsamem Schlafen. Da ich jedoch keine moralische Unterstützung erhielt, kamen bald Zweifel auf, ob richtig war, was ich tat.
Daraufhin empfahl mir die Mütterberatung das Buch ‚Jedes Kind kann schlafen lernen'. Ich empfand es als hilfreich zu wissen, dass Babys ein anderes Schlafmuster haben.
So führten wir zwei Wochen lang ein Schlafprotokoll, wodurch ersichtlich wurde, wie viel unser Kind überhaupt schläft.
Danach begannen wir mit dem Training. Unser Sohn hatte bis dahin bei uns im Bett geschlafen und wir wollten ihn nicht aus dem Zimmer quartieren. Wir legten ihn jedoch von nun an in sein eigenes Bett, welches neben unserem stand.
Während dem Schlaftraining wollten wir im Gästezimmer schlafen. Wir hatten uns auf zwei schwierige Wochen eingestellt und waren nicht sicher, ob wir die Schreiphasen durchhalten würden. Länger als 5 Minuten wollten wir ihn nicht schreien lassen.
Die erste Nacht zogen wir das Programm durch. In der zweiten Nacht standen wir immer wieder auf, um uns zu vergewissern,

ob unser Kind noch lebt, denn er schlief von da an durch.
Wir waren begeistert, da die Methode bei uns problemlos funktioniert hatte.
Dann kam unser zweiter Sohn zur Welt, welcher krank war und starb, bevor wir ihn hätten nach Hause nehmen können. Diese schmerzliche Erfahrung hat unser Leben und unsere Einstellung sehr verändert.
Unser drittes und viertes Kind waren zwei Mädchen. Beide durften bei uns schlafen, wurden gestillt und viel getragen. Das Durchschlafen erlernten sie von alleine.
Vor einem halben Jahr bekamen wir noch eine Tochter, welche ich nun wieder, wie unseren ersten Sohn, sehr häufig stille. Auch sie will keinen Schnuller, was wir unterdessen jedoch begrüßen. Ich stille sie jeden Abend in den Schlaf und dann auch mehrere Male nachts. Die Nächte mit ihr sind aber ruhig. Ich erwache immer kurz vor ihr, so dass sie gar nicht erst schreien muss, und stille sie. Mein Mann erwacht dadurch selten.
Ich bin jetzt mit meiner kleinen Tochter in derselben Situation wie damals mit unserem ersten Sohn. Ich stille sie Tag und Nacht alle zwei Stunden, manchmal noch häufiger. Da ich aber daneben noch drei weitere Kinder habe, ist es eigentlich viel strenger als damals. Trotzdem bewältige ich diese Situation heute viel besser, da ich nun eine ganz andere Einstellung habe. Ich habe mich unterdessen sehr gut über das Stillen informiert, weiß, dass Muttermilch sehr schnell verdaut ist und dass es Sinn macht, wenn kleine Kinder nachts erwachen. Durch dieses Wissen, welches ich unter anderem der La Leche League und ihrer Stillzeitschrift ‚WirbelWind' verdanke, empfinde ich das kindliche Schlafverhalten nicht mehr als belastend. Beim ersten Sohn dachte ich, wir würden uns falsch verhalten, er müsse doch endlich einmal durchschlafen. Von Bekannten hört man auch ständig die Frage: Schläft es schon durch? Ist es brav? Diese zwei Bereiche werden oft miteinander in Verbindung gebracht: Ein braves Kind schläft durch! Ich ließ mich dadurch verunsi-

chern. Es fehlte mir damals an Überzeugung. Zum Glück hat mein Mann mich unterstützt.

Wir ließen alle unsere Kinder das erste halbe Jahr bei uns im Bett schlafen, legten sie dann in ihr eigenes Bettchen, welches neben unserem Bett stand. Schließlich haben wir stufenweise den Abstand zwischen den Betten vergrössert. Es war für uns klar, dass keines unserer Kinder alleine schlafen musste, bevor es dazu bereit war. Das hätten wir furchtbar gefunden.

Unser erster Sohn zog mit drei Jahren aus eigenem Antrieb in sein Kinderzimmer. Heute ist er neun Jahre alt und sucht von allen Kindern am häufigsten nachts unser Bett auf. Ich denke, er braucht einfach viel Körperkontakt und außerdem schläft er als einziges unserer Kinder alleine. Die beiden Mädchen zogen mit einem Jahr aus, schliefen dann aber zusammen in einem Zimmer.

Es stört uns überhaupt nicht, wenn unsere Kinder nachts unser Bett (oder die danebenliegende Matratze) aufsuchen. Wir genießen diese Nähe mit ihnen, da wir nun auch wissen, wie schnell die Zeit vergeht.

Ich bin heute dankbar, dass ich mit meinen Kindern so viel Nähe erleben darf. Elternsein hat sehr viel mit der inneren Einstellung und mit den Informationen, die man erhält, zu tun.

Wir haben bei keinem weiteren Kind das Schlaftraining durchgeführt. Das Schlafprotokoll erachte ich als sinnvolles Hilfsmittel, ein Schlaftraining würde ich heute aber niemandem mehr empfehlen."

(Persönliches Gespräch)

„Unsere Tochter brauchte von Anfang an wenig Schlaf und die Nächte mit ihr waren anstrengend. Ich hätte sie gerne bei uns schlafen lassen, aber mein Mann befürchtete, dass sie unser Bett nie wieder verlassen würde. So stand ich nachts zum Stillen auf. Das war auf die Dauer sehr erschöpfend. Mit 6 Monaten schlief sie immer noch nicht durch, und wir wurden zunehmend unsicher. Freunde empfahlen uns das Buch „Jedes Kind kann schlafen lernen", dessen Methode sie bei ihrem Kind erfolgreich angewandt hatten. Hoffnungsvoll borgten wir es uns aus. Schon beim Lesen überkam mich ein mulmiges Gefühl, aber mein Mann war von der Aussicht auf erholsame Nächte begeistert. Also begannen wir mit dem Schlaftraining. Es war furchtbar, meine Tochter schreien zu hören und nicht zu ihr gehen zu dürfen. Massive Zweifel überkamen mich und mein Mann musste mich zurückhalten, um die Behandlung nicht gleich abzubrechen. Er ist eigentlich ein liebevoller Vater und wollte nur unsere Situation verbessern. Wahrscheinlich dachte er, es sei am hilfreichsten, wenn wenigstens er konsequent und vernünftig bleibe. Er meinte, ich solle jeweils kurz aus dem Haus gehen und erst nach den Wartezeiten wieder zurückkommen. Wenn wir aber dann zu unserer Tochter ins Zimmer gingen, schien sie uns gar nicht wahrzunehmen, so aufgebracht war sie. Sie schrie und schluchzte, dass auch ich weinen musste. Mein Mann meinte, das sei jetzt schlimm, aber wenn wir es durchstünden, würde es bald besser. Sie schrie jeweils fast eine Stunde, bis sie erschöpft in den Schlaf fiel. Nachts wachte sie mehrmals auf und schrie weiter.

Am nächsten Tag war sie so verstört, dass sie ständig leise vor sich hin wimmerte und weder gestillt werden, noch etwas anderes zu sich nehmen wollte. Ich habe sie in den folgenden Tagen abgestillt, in der Hoffnung, das Schlaftraining dadurch schneller beenden zu können. Es tat mir sehr weh; ich hatte den Eindruck, einen Teil der innigen Beziehung zu meiner Tochter für immer verloren zu haben.

Nach über einer Woche Behandlung mit dem Schlaftraining und endlosen Schreiphasen schlief unsere Tochter dann durch. Wir waren darüber zwar sehr froh, aber irgendwie schien sie nicht mehr dieselbe zu sein. Sie blickte oft wie apathisch ins Leere. Mein Mann meinte, das würde sich legen.

Zwei Monate später schrie sie plötzlich nachts im Schlaf. Ich ging zu ihr, aber sie ließ sich nur schwer beruhigen. Gedanken machten wir uns erst, als es von da an jede Nacht so weiter ging. Eines Tages sprach eine Nachbarin mich auf das nächtliche Schreien an. Wir kamen auf das Schlaftraining zu sprechen und ich erzählte ihr die ganze Geschichte. Die Nachbarin war erstaunt und meinte, ihre Kinder, welche schon groß sind, hätten in den ersten Jahren immer bei ihr und ihrem Mann geschlafen, was sehr gut funktioniert habe. Das gab mir den Mut, meinem Mann vorzuschlagen, unsere Tochter auch bei uns schlafen zu lassen. Er wollte dies jedoch nicht, so dass ich ein zusätzliches Bett ins Kinderzimmer stellte, wo ich mich neben sie legen konnte. Als sie in der Nacht schrie, ging ich zu ihr, nahm sie aus ihrem Bett zu mir und hielt sie ganz fest, bis sie sich beruhigt hatte. Dann schliefen wir gemeinsam so weiter.
Oft legte ich mich nun schon zu ihr, bevor sie schreien musste. Sie wachte manchmal noch kurz auf und wimmerte im Schlaf, aber meine Nähe schien beruhigend zu wirken. Die Nächte wurden wieder besser. Wir haben es so beibehalten und ich muss sagen, die Nähe zu meiner Tochter tut auch mir gut. Wenn ich könnte, würde ich das Schlaftraining rückgängig machen und sie von Anfang an bei uns schlafen lassen. Es tut mir sehr leid, was wir ihr angetan haben und ich hoffe, dass die Wunde in ihrer Seele wieder ganz heilen wird."
(Persönliches Gespräch)

Weitere Erfahrungsberichte finden sich auf der Seite *www.ferbern.de*.

Die Gründe, welche von Eltern angegeben werden, warum sie bei ihrem Kind ein Schlaftraining durchgeführt haben, lauten: Überzeugung, dass dies der richtige Weg sei, Müdigkeit, Erschöpfung, Partnerschaftskonflikte, Uneinigkeit in Bezug auf den Schlafplatz des Kindes, Wunsch nach mehr Freiheit und abendlichem Ausgang. Ich bekam keinen einzigen Bericht, bei dem man von einer Extremsituation sprechen könnte, welche eine Notlösung berechtigt hätte. Ich spreche hier vom Auseinanderbrechen einer Familie durch große unlösbare Konflikte oder bevorstehende Gewalttaten am Kind durch übermäßige Belastung der Eltern. Es waren alles Berichte „normaler" elterlicher Belastung durch Familienzuwachs.

Auch Eltern haben Bedürfnisse, welche erfüllt werden müssen, damit sie sich liebevoll um ihr Kind kümmern können. Niemand soll verurteilt werden, der nach Lösungsmöglichkeiten für eine schwierige Situation sucht. Aber welchen Weg Eltern auch immer wählen, er sollte nicht auf Kosten der kindlichen Entwicklung begangen werden.

Eltern sollten ihre Bedürfnisse nicht auf Kosten der kindlichen Entwicklung befriedigen

> Auffallend scheint die Tendenz zu Rückfällen im kindlichen Schlafverhalten. Ohne den Zusammenhang zu erkennen, erleben viele Eltern, welche nach der Ferber-Methode vorgegangen sind, folgendes Phänomen: Ihr Kind schläft nach einigen Abenden, in denen es sich in den Schlaf schreien musste, durch. Ein paar Monate später fangen die „Schlafstörungen" jedoch, vielleicht nach einer kurzweilig veränderten Schlafsituation oder ohne ersichtlichen Grund, wieder an, oder ihr Kind reagiert plötzlich mit großer Trennungsangst. Auch von Essstörungen und aggressivem Verhalten wird berichtet. Gerade Eltern, bei welchen die Durchführung der Methode längere Zeit zurückliegt und deren Kinder unterdessen schon älter sind, berichten häufig davon, dass jene noch sehr lange sehr anhänglich blieben.

Andere Eltern berichten begeistert vom „Erfolg" der Ferber-Methode. Ich bezweifle keineswegs, dass sie wenigstens kurzfristig funktionieren kann. Doch nur weil etwas *funktioniert*, heißt das noch lange nicht, dass es auch längerfristig betrachtet der beste Weg ist. Es mag sein, dass nach Anwendung eines Schlaftrainings gewisse Eltern auch ihr Kind zufriedener erleben. Da sein Schlafverhalten nun den Erwartungen seiner Eltern entspricht und sich diese ausgeruhter fühlen, gehen sie vielleicht liebevoller mit dem Kind um, was wiederum dessen Gefühlszustand beeinflusst. Das ändert jedoch nichts an der Tatsache, dass es gezwungen ist, sein Bedürfnis nach nächtlicher Nähe zu unterdrücken.

Man weiß nicht im Voraus, wie das Schlaftraining wirkt

Eltern wissen im Voraus nicht, wie *ihr* Kind auf ein Schlaftraining ansprechen wird. Es auszuprobieren, ist in meinen Augen ein unethisches Experiment. Genauso wenig werden Medikamente, welche starke Nebenwirkungen haben *können*, unüberlegt verabreicht. Man könnte ein Schlaftraining mit einem rezeptpflichtigen Medikament durchaus vergleichen, denn es wird allzu häufig von unerwünschten Begleiterscheinungen berichtet. In diesem Sinne wird auch die Gefahr und Leichtsinnigkeit klar, wenn Eltern ein solches ohne Rücksprache mit einem Experten auf eigene Faust durchführen.

Eltern, bei welchen die Ferber-Methode nicht den gewünschten Erfolg bringt, wird von den Befürwortern unterstellt, sie hätten durch eigenes Verschulden versagt. Das heißt für diese Eltern, wenn ihr Kind immer noch nicht durchschläft, liegt dies an ihren eigenen unbewältigten Problemen und ihrer Unsicherheit, nicht an der Methode!

Das natürliche elterliche Verhalten, es nicht zu ertragen, wenn das eigene Kind lange schreit und sofort zu ihm zu gehen, wird als Versagen dargestellt! Ich wünsche mir für alle Kinder von Herzen liebevolle, sensible und nachgiebige Eltern. Konsequenz mag in der Erziehung manchmal sinnvoll sein, jedoch nicht auf Kosten zwischenmenschlicher Gefühle und Warmherzigkeit.

Was Experten zu Schlaftraining und Co-Sleeping sagen

„In allen ursprünglichen Kulturen erfassen die Menschen das Schreien eines Babys intuitiv als Notsignal, sogar als Todesbedrohung, worauf augenblicklich reagiert wird. Die Mutter oder andere Betreuerpersonen tragen es permanent in engem Körperkontakt mit sich herum.
Alle Hochkulturen, wie die unsere, zeichnen sich umgekehrt durch eine frühe Trennung von Mutter und Kind aus. Dabei gilt: Je höher die Kultur, desto früher und radikaler wird diese Trennung vollzogen. Daraus entstehen beim Menschen tief sitzende Ängste, welche zur Folge haben, dass Gefühle unterdrückt und verdrängt werden müssen. Weder Trauer, Wut, Angst noch Schuldgefühle dürfen zugelassen werden."
(Dr. Franz Renggli)

> - Interview mit *Prof. Dr. Jürgen Zulley* (Schlafforscher, Leiter des schlafmedizinischen Zentrums in Regensburg, Dipl. Ingenieur und Dipl. Psychologe)

Stimmt es, dass ein Kind früh lernen muss, allein einzuschlafen?
Nein, dafür gibt es keinen Grund. Viele Babys und Kleinkinder können nicht allein einschlafen, sie brauchen dazu die Nähe der Eltern – und ich halte es für falsch, ihnen dieses gesunde Bedürfnis abtrainieren zu wollen.

Aber man liest doch immer wieder: Nur ein Kind, das allein einschläft, kann auch durchschlafen. Die Theorie: Wenn es nachts aufwacht und eine andere Situation vorfindet als beim Einschlafen (Mama weg), ist das Gebrüll groß.
Was stimmt: Wir alle – Kinder und Erwachsene – wachen nachts mehrmals kurz auf. Für die Theorie, dass Kinder nur dann weiterschlafen, wenn alles wie beim Einschlafen ist, gibt es allerdings keinen wissenschaftlichen Beleg! Beim Einschlafen herrscht schließlich immer eine andere Situation als beim nächtlichen Aufwachen: Abends muss das Kind von der Aufregung des Tages herunterkommen: Nachts hingegen ist es so ruhig und entspannt, dass es meist nach Sekunden wieder in den Schlaf fällt. Und falls es ein paar Atemzüge seiner Eltern nebenan hört, weiß es: Alles in Ordnung!

Wie kann ich meinem Kind beibringen, durchzuschlafen?
Die schlechte Nachricht: Sie können es dazu nicht zwingen, solange es dafür noch nicht reif ist. Irgendwann schläft jedes Kind durch, aber jedes hat sein persönliches Tempo. Die gute Nachricht: Ein bisschen nachhelfen können Eltern schon.
Wichtig: Schon kleine Babys sollen den Unterschied zwischen Tag und Nacht spüren. Das heißt: Tagsüber darf es hell sein und ruhig ein bisschen lauter, auch beim Mittagsschlaf. Aber nachts

Quelle:
ELTERN, Heft 07/12,
© Wohlfarth-Imlau,
Nora. Mit freundlicher Genehmigung

ist es dunkel und leise – auch beim Wickeln oder Füttern. Dämmerlicht, ein paar beruhigende Worte, mehr braucht es dazu nicht. Und: Nachts wird nicht gespielt! Das muss ganz klar sein.

Stimmt es, dass Kinder, die älter als ein halbes Jahr sind, nachts nur noch aus Gewohnheit trinken und eigentlich zehn Stunden am Stück durchschlafen könnten?
Das mag vielleicht für das sechs Monate alte Durchschnittskind gelten. Aber: Jenseits des Durchschnitts liegt die Masse! Eltern spüren schon, was ihr Kind braucht – und das sollen sie ihm geben und nicht auf statistische Durchschnittswerte starren.

Gehören Kinder Ihrer Meinung nach ins Elternbett?
Ach, ich würde daraus keine ideologische Frage machen. Es ist doch so: Fast alle Kinder landen früher oder später dort, spätestens wenn sie krank sind oder einen Zahn kriegen. Um ihr Kind brauchen sich Eltern keine Sorgen zu machen. Entscheidend ist letztendlich, wie es ihnen selbst dabei geht – ob sie dabei zu ihrem Schlaf kommen oder nicht.

Aber gewöhnt sich ein Kind nicht ans Elternbett?
Die Erfahrung zeigt: Kinder, die bei den Eltern schlafen durften, packt irgendwann zwischen zwei und drei Jahren der Wunsch, aus dem Familienbett auszuziehen. Sie haben dann soviel Sicherheit aufgetankt, dass sie jetzt im eigenen Bett schlafen können und wollen.

Wie können Eltern den Absprung beschleunigen?
Dem Kind den Weg ins eigene Bett offen halten und für den Mut, das Alleinschlafen mal zu probieren, loben. Am besten klappt der Abschied stufenweise: Erst schläft das Kind im Ehebett, dann im Bettchen, das direkt neben dem der Eltern steht. Dann wandert es zentimeterweise davon weg ins Kinderzimmer. Aber Eltern sollten ihr Kind zu mehr Distanz tunlichst nicht zwingen.

> - Persönliches Interview mit *Dr. med. Rüdiger Posth* (Kinderarzt, Kinder- und Jugendlichenpsychotherapeut, Experte für Entwicklungsneurologie und -psychologie, Bergisch-Gladbach)

Viele Eltern glauben, dass Erfahrungen, welche ihr Kind im ersten oder zweiten Lebensjahr macht, nicht im Gedächtnis haften bleiben, da wir uns später nicht an diese Zeit zurückerinnern können. Was meinen Sie dazu?
Es gibt inzwischen viele gesicherte Erkenntnisse über die Gedächtnisfunktionen des Menschen, hier im speziellen Fall des Säuglings und Kleinkindes. Die Wissenschaft geht davon aus, dass faktische Erinnerungen, d. h. wie sich etwas ereignet hat, in den ersten zwei bis drei Jahren nicht genau abgespeichert werden können. Aber die gefühlsmäßigen Inhalte, die diese Fakten begleitet haben, können wahrscheinlich sogar schon vor der Geburt abgespeichert werden. Das Problem, welches sich dann später daraus für die Menschen ergibt, ist, dass sie Erinnerungen an Gefühle haben, deren Ursache oder Zusammenhänge sie nicht einordnen können. Diese Gefühle sind dem Bewusstsein kaum zugänglich und können dadurch, dass die faktischen Auslöser nicht gleichzeitig mit abgespeichert wurden, schlecht verarbeitet werden. Wir müssen davon ausgehen, dass diese Gefühlslast – gerade auch für die Zukunft – besonders intensiv ist. Man darf also nicht dem Irrtum verfallen, man könne das Kind allen möglichen Situationen aussetzen, es würde sich ja später sowieso nicht daran erinnern. Das ist eine ganz falsche Schlussfolgerung.

Sie erklären in Ihrem Buch, dass negative Gefühle des Kindes ins Unterbewusste verdrängt werden, von wo aus sie die Entwicklung des Kindes beeinträchtigen können. Gehen Sie davon aus, dass auch bei Kindern welche mit „Erfolg" auf ein Schlaf-

training reagieren und innerhalb weniger Tage alleine ein- und durchschlafen, negative Gefühle gespeichert bleiben?
Die Erklärung ergibt sich aus meiner Antwort auf die erste Frage. Ich gehe davon aus, dass Kinder durch die schlimmen Gefühlserlebnisse, welche sie bei diesen Schlaf-Konditionierungsprogrammen haben, nachhaltig geschädigt werden können, denn die faktischen Zusammenhänge bleiben ihnen verborgen. Man muss in der Regel auf die psychischen Folgen gar nicht so lange warten und erlebt die ersten Auswirkungen oft sehr schnell. So geschieht es häufig, dass Kinder nach solchen Konditionierungsversuchen tagsüber unruhiger sind und unter Umständen mit viel größerem Widerstand und sogar aggressiv auf ihre Eltern reagieren. Jene vermeiden es dann, Zusammenhänge herzustellen, obwohl diese jeweils recht eindeutig sind. Die Eltern wollen sich so in der Gewissheit wiegen, dass das Verhalten des Kindes gar nichts mit dem Schlafprogramm zu tun hat.
Ich erlebe sehr häufig, dass Eltern mit einem „schwierigen" Kind im zweiten oder dritten Lebensjahr zu mir kommen. Bei der genauen Anamneseerhebung zeigt sich dann oft, dass das Kind im ersten Lebensjahr einem Schlaftraining ausgesetzt wurde. Bei weiterem Nachforschen lassen sich eindeutige Ursache-Wirkung-Beziehungen zwischen dieser Behandlung und dem Auftreten des schwierigen Verhaltens feststellen.

Gibt es Ihrer Ansicht nach ein Alter, ab dem man ein kleines Kind schreien lassen darf? In vielen Schlafratgebern stieß ich auf Aussagen wie: „Wenn Ihr Kind älter als 6 (oder 12) Monate ist, dürfen Sie es ruhig auch mal schreien lassen …".
Ich würde nach der Begründung für eine solche Aussage fragen. Warum darf man ein 12 Monate altes Kind härteren Maßnahmen aussetzen als ein 6 Monate altes Kind? Ich sehe keinen Grund, warum das erlaubt sein sollte. Das Prinzip Schreienlassen, um einen erzieherischen Effekt zu erzielen, kommt dem späteren, rein autoritären Erziehen durch Strafe oder unter

Umständen auch durch Schläge annähernd gleich. Schreienlassen bei Säuglingen und Kleinkindern ist ein Akt psychischer Gewalt, und das sollte nicht bagatellisiert werden. Ethisch-moralisch ist das meiner Ansicht nach nicht vertretbar.

Kann ein Schlaftraining den Aufbau einer sicheren Bindung gefährden?
Eindeutig ja.

Befürworter der Ferber-Methode betonen, dass dem Kind auf diese Weise das Einschlafen „erleichtert" werde. Sehen Sie einen Vorteil eines Schlaftrainings für das Kind?
Was bedeutet der Begriff ‚erleichtert'? Meine Erfahrung ist es, dass diese Kinder gar nicht wirklich leichter einschlafen. Sie schlafen zwar irgendwann einmal selbständig und ohne Begleitung ein, aber nur, weil dies der Wunschvorstellung der Erwachsenen entspricht. Dies wird dann als ein ‚leichteres' Einschlafen interpretiert. Ich würde aber meinen, dass diese Kinder sehr viel schwerer einschlafen und dass die (Durch)Schlafstörungen durch dieses Programm oft zunehmen. Wie gehen die Eltern damit um, wenn ihr Kind in der Nacht immer wieder wach wird? Durch eine genaue Befragung lässt sich feststellen, dass das Wiederaufwachen und erneute Schreien durch das Konditionierungsprogramm verschlimmert wurde. Die Eltern müssen folglich wieder dieselbe Behandlung durchführen wie beim Einschlafen und lassen ihr Kind auch nachts schreien. Mit dem Effekt, dass das Kind aus Erschöpfung und Enttäuschung, da sein Hilferuf nicht gehört wird, tatsächlich erneut ein- und weiterschläft. Aber das ist kein leichteres, sondern ein sehr viel schwereres Wieder-Einschlafen, welches unter Inkaufnahme psychischer Irritationen und vielleicht auch einer nachhaltigen psychischen Störung erreicht wird – und sich von daher verbietet.

Was halten Sie von den 2 Minuten Zuwendung, die das Kind laut dem Behandlungsplan zwischen den Schreiphasen erhält?
Das halte ich für ein Feigenblatt. Derjenige, der dieses Schlaftraining entwickelt hat, sah sich in einer ethischen Zwickmühle. Für mich ist das keine sinnvolle Konditionierungsmaßnahme. Denn das eigentliche Konditionieren kann ja nicht darin bestehen, dass man dem Kind noch einmal Zuwendung schenkt, um sich ihm wieder zu entziehen. So stimmte das Reiz-Reaktions-Schema nicht richtig. Im Übrigen nimmt das Kind diese wenigen Minuten im Rahmen seines immensen Stresses beim Einschlafen und beim Schreien in der Nacht überhaupt nicht wahr. Ob das jetzt eine, drei oder fünf Minuten gedauert hat; das Kind kann dies zeitlich nicht auseinander halten. Es erlebt nur, dass die Eltern kurz kommen, es zu trösten versuchen und dann wieder gehen. Durch den Enttäuschungsgrad und die damit verbundene Angst (meine Eltern lassen mich wieder alleine) kommt es immer wieder zu einem erneuten Trennungsprozess, der die Prozedur eher noch verschlimmert. Wenn man es genau nimmt, müsste man diese kurze Zuwendung eigentlich weglassen, aber dann gelangt man wirklich in eine ethische Zwickmühle. Das Geschehen würde dann nämlich auf das Gleiche hinauslaufen, was auch früher schon gemacht wurde: Man hat die Kinder einfach in einem Zimmer eingesperrt, liegen und schreien gelassen, bis sie vor Erschöpfung eingeschlafen sind. So sind wir wieder da, wo wir vor fünfzig oder vor hundert Jahren auch schon gewesen sind.

Wir könnten die moderne Methode also als „Wolf im Schafspelz" bezeichnen?
Ja, so könnte man es nennen.

Da bei älteren Kindern, welche das Kinderbett selbständig verlassen können, ein Schlaftraining nicht mehr funktioniert, schlagen die Autoren des Schlaftrainings-Buches die Auszeit vor. Dabei wird die Kinderzimmertüre zugemacht, notfalls zugehalten. Die Eltern sollen jedoch darauf achten, dass das

Kind dies nicht als Bestrafung erlebt. Ist das Ihrer Ansicht nach überhaupt möglich?
Im Idealfall hat das etwas ältere Kind einen eigenen Schlafplatz mit seinen geliebten Schlaftieren zum Beispiel, wo es abends gerne hingeht und völlig freiwillig einschläft. Jedes Kind hat das Bestreben, in einer gewissen Weise autonom zu werden. Das gilt auch für das (Ein)Schlafen, so wie für das Sauberwerden, das Ankleiden, die Körperpflege und das Essen – eben für alle wichtigen Lebensfunktionen. Von daher bedarf es in dem Konzept, wie ich es vertrete, überhaupt nicht solcher Maßnahmen. Das Kind in ein Zimmer zu sperren und die Tür zuzuhalten kommt einer Gefängnissituation gleich. Es gerät in Panik und fühlt sich natürlich sofort bestraft.

Viele Experten betonen, das Kind müsse in die Selbständigkeit hineingeführt werden. Ich gehe davon aus, dass ein Kind von sich aus selbständig werden will und dass Eltern auf seine Signale in dieser Hinsicht achten sollten. Was meinen Sie dazu?
Es ist tatsächlich so, dass ein Kind von sich aus Autonomie anstrebt. Dazu braucht es jedoch eine gewisse psychische Reife, welche sich automatisch aus einer sicheren Bindung und einer gelungenen Loslösung ergibt. Dass Eltern ihr Kind bei diesen Prozessen führen, steht dem nicht entgegen. Die Einflüsse hierzu kommen aber von beiden Seiten. Schon der Säugling macht an seine Bezugspersonen Angebote, worauf diese angemessen und einfühlsam reagieren. Damit werden Prozesse in Gang gesetzt, welche zur Bindung, später zur Loslösung und schließlich zur Verselbständigung des Kindes führen. Wenn das alles optimal und ungestört verläuft, was – zugegeben – keine einfache Sache ist, dann sendet ein Kind seine Signale aus, wann und wie es in diese Selbständigkeit entlassen werden möchte.
In Bezug auf das Schlafen bedeutet das, dass dem Kind ein eigenständiger Raum in der Wohnung zur Verfügung gestellt wird, wo es sich ausbreiten darf. Es hat aber weiterhin die Möglichkeit, sich jederzeit an seine Eltern zu wenden, von welchen es Beruhigung

und Trost erfährt, wenn es zum Beispiel krank ist oder Ängste durchlebt. Selbständigkeit heißt ja nicht, dass man ein Kind sich selbst überlassen kann, sondern Selbständigkeit in diesem Alter heißt, dass es in der Interaktion mit seinen Eltern einen Anspruch entwickeln kann, selbst zu entscheiden, mitzubestimmen und seine Persönlichkeit in eine bestimmte Richtung zu entwickeln."

- Persönliches Gespräch mit *Dr. Franz Renggli* (Psychoanalytiker, Körperpsycho-, Familien- und Babytherapeut, Basel)

Wenn ein kleines Kind weint, berührt das oft diese verdrängten und traumatisch erlebten frühkindlichen Erfahrungen der Eltern. Uralte und nicht mehr leicht zugängliche Gefühle kommen dabei hoch. Gerade bei Menschen, welche als Kinder selbst emotional vernachlässigt und schreien gelassen wurden, berührt das Weinen ihres Babys das eigene innere, verletzte Kind. Praktisch jeder Mensch einer Hochkultur trägt so ein tobendes Baby in sich. Eltern, denen die Kraft und das Vertrauen fehlen, sich einer Auseinandersetzung mit diesen Gefühlen zu stellen, werden vermutlich von einer schnellen Methode wie dem Schlaftraining sehr angetan sein. Das Problem scheint innert weniger Tage behoben: Das Kind schreit nicht mehr, schläft selbständig ein und durch – und das Leben nimmt wieder seinen gewohnten Lauf. Die bis anhin verdrängten Gefühle der Eltern können auf diese Weise wieder ins Unterbewusste abtauchen.
Nun wird aber ein Muster weitergegeben. Das Kind ist nämlich gezwungen, dieselben Verdrängungsmechanismen anzuwenden, welche schon die Eltern in ihrer Kindheit wählen mussten, um ihre Todesängste zu verarbeiten, als ihr Schreien überhört wurde. Das Problem ist zwar rein äußerlich nicht mehr erkennbar, im Unterbewussten dafür umso hemmender aktiv. Früher oder später wird die Thematik wieder an der Oberfläche erscheinen, zum Beispiel in Form von Sucht, Krankheit oder dissozialem Verhalten.

Ein Schlaftraining ist eine Methode, bei der jegliche Gefühle zugeschüttet werden. Dies hat immense Auswirkungen auf das zukünftige emotionale Empfinden eines Menschen und wird in allen seinen zwischenmenschlichen Beziehungen auf ganz problematische Weise wieder zum Vorschein kommen.

Wenn Eltern sich durch das Weinen ihres Babys jedoch berühren lassen, wird bei ihnen durch seine Tränen das eigene innere Kind geweckt. Und Menschen sind nie so offen, um ihre alten Verletzungen zuzulassen und all die darin verdrängten Gefühle zu spüren, wie im Moment, wenn sie ein Kind bekommen. Für die Eltern heißt dies, dass bei ihnen unter Umständen alte, jahrelang unterdrückte Gefühle zum Vorschein kommen und schmerzen dürfen. Dies ist eine einmalige Chance auf dem Weg zur eigenen Heilung. Gegenseitiges Verständnis der Eltern, Unterstützung durch Freunde und Familienmitglieder oder sogar eines Therapeuten sind hier von unschätzbarem Wert.
Bei meiner Arbeit als Psychotherapeut versuche ich jeweils mit den Eltern herauszufinden, was das Schreien des Babys bei ihnen auslöst. Indem Eltern darin unterstützt werden, Zugang zu ihren verschütteten Gefühlen zu finden, bekommen sie die Kraft, liebevoll auf ihr Kind einzugehen. Ich ermuntere die Eltern, mit ihrer Aufmerksamkeit nicht so sehr beim Baby, sondern vielmehr bei sich selbst zu bleiben und nach innen zu hören. Indem sie ihre eigenen Gefühle zulassen, kann sich auch das Kind entspannen und in den Schlaf finden.
Dieser Weg ist zwar der beschwerlichere, längerfristig aber der sehr viel lohnenswertere. Denn hier profitieren sowohl die Eltern als auch das Kind, welches traumatische Erfahrungen, die schon in der Schwangerschaft oder während der Geburt entstanden sind, auflösen kann. Und es kommt nicht zu erneuten Verletzungen durch die Enttäuschung und die Angst des Alleine-Gelassen-Werdens.
Alle Eltern, die meine Hilfe suchen, mache ich sofort darauf aufmerksam, dass sie mit einem kleinen Kind unter einer hohen

Belastung stehen. Denn in allen ursprünglichen Kulturen sorgen sich mindestens 10-20 Personen um ein Baby. Die Mutter gibt ihrem Kind vor allem die Brust und nachts schläft es an ihrem Körper. Tagsüber aber gibt es beliebig viele Menschen, welche sich um es kümmern. In unserer Kultur ist die Mutter mit ihrem Kind isoliert in einer Wohnung, womit sie oft überfordert ist. Es ist wichtig, dass sie sich Unterstützung von außen holt. Andererseits sind aber auch die Väter überfordert. Sie können den emotionalen Mangel ihrer Frauen unmöglich alleine auffangen. Ganz zu schweigen davon, dass sie diesen Mangel erst verstehen, wenn sie selbst einige Tage mit ihrem Baby allein sind, es verpflegen und dann spüren können, wie viele Gefühle so ein kleines Menschenwesen in ihnen weckt.

Es ist sehr wichtig, dass die Eltern Zeit und Raum füreinander haben, für gegenseitiges Zuhören und Verstehen, und dass sie ihrer Liebe Nahrung geben. Dies sollte aber nicht auf Kosten des Kindes gehen, indem dieses vernachlässigt wird. Ein regelmäßiger freier Abend mit einem Babysitter kann hilfreich sein. Und wenn möglich sollten sowohl die Mutter als auch der Vater Zeit und Raum für sich selbst haben. Nur unter solchen Voraussetzungen haben die Freude am Leben und die Liebe eine Überlebenschance."

- Auszug aus einem persönlichen Interview mit *Jörn Borke* (Leiter der *Babysprechstunde* in Osnabrück, Dipl. Entwicklungspsychologe und wissenschaftlicher Mitarbeiter von Prof. Heidi Keller)

Zahlreiche Eltern wenden sich an Ihre Babysprechstunde, da ihr Kind „schlecht" schlafe. Was raten Sie diesen Eltern und was halten Sie von Schlaftrainings?
Was wir raten, ist schwierig zu beantworten, weil wir jeweils die individuelle Familie betrachten und versuchen, die am besten passende Lösung zu finden.

Meine Meinung zu Schlaftrainings ist Folgende: Ich finde es sehr bedenklich, dass die Ferber-Methode in ganz vielen Fällen immer noch von vielen Berufsgruppen als einzige Möglichkeit betrachtet wird. Die Schlafsituation sollte besser exploriert und nicht einfach das Buch „Jedes Kind kann schlafen lernen" empfohlen werden. Ich finde es auch bedenklich, wenn Eltern sich dieses Buch kaufen und die Methode selbst durchführen. Ich glaube, dass sie dann sehr oft schlecht angewandt wird und dies unter Umständen zu einer Verfestigung der Problematik führen kann. Es ist nicht klar absehbar, inwiefern ein Schlaftraining psychosoziale Folgen für das Kind nach sich zieht.

Genauso eine kritische Position habe ich gegenüber einer sehr frühen Anwendung. Wenn man Kinder schon in den ersten Monaten schreien lässt, beschert man ihnen sehr unangenehme Erfahrungen mit unter Umständen bleibenden Folgen. In dieser Zeit können Kinder noch gar nicht verstehen, was da passiert; sie weinen ganz einfach, weil es ihnen schlecht geht. Das Mittel wäre dann eigentlich, die Kinder zu beruhigen und nicht schreien zu lassen.

Manchmal haben wir jedoch Familien mit etwas älteren Kindern, die schlecht schlafen. Da betrachten wir sehr genau die Möglichkeiten, Ressourcen und Wünsche der Familienmitglieder und wie diese gut vereinbart werden können. Manchmal besteht der explizite Wunsch, das Kind solle alleine schlafen, weil durch das gemeinsame Schlafen sehr viel Stress entsteht. In diesem Fall ist es sinnvoller, mit den Eltern zu erarbeiten, wie ein Übergang ins eigene Bett gut funktionieren kann. Meistens geht das, ohne die Kinder schreien zu lassen. Es gibt viel sanftere Methoden: Beim Kind sitzen, ihm etwas vorlesen, es streicheln, anfangs dabeibleiben, bis es eingeschlafen ist und all das ganz langsam reduzieren. So lernt das Kind nach einer gewissen Zeit alleine einzuschlafen, ohne dass es zu Schreiepisoden kommt.

Es gibt Familien, in denen ein Schlaftraining manchmal gut funktionieren und erfolgreich sein kann. Ein solches sollte aber unter professioneller Anleitung und in aller Ruhe ausgearbeitet werden. Ich finde es unverantwortlich, die Kinder sehr lange und unkontrolliert schreien zu lassen. Die Eltern können das Kinderzimmer für kurze Zeit verlassen, sollten dann aber wieder zu ihm hineingehen. Wichtig ist, dass sie ihrem Kind tagsüber genug Liebe und Unterstützung geben.

Die Idee hinter der Ferber-Methode ist ja, dass das Kind lerne, selbständig ein- und durchzuschlafen. Das heißt, es soll die Nähe und den Körperkontakt zu den Eltern nicht mehr benötigen. Meistens werden diese durch ein Übergangsobjekt wie ein Stofftier usw. ersetzt. Kann man dann überhaupt von Selbständigkeit sprechen?
Es gibt schon eine Phase, in der Übergangsobjekte wie Stofftiere eine wichtige Rolle spielen. In anderen Kulturen sind dies dann vielleicht andere Personen, die die Rolle eines Übergangsobjektes übernehmen.
Es ist ein Trugschluss zu glauben, dass Kinder, die bei den Eltern schlafen, nicht selbständig werden. Da gibt es verschiedene Mythen. Eltern wollen ihre Kinder nicht verwöhnen. Aber kann man einen Säugling überhaupt verwöhnen? Das glaube ich nicht. Bei einem Schlaftraining kann jedoch das Selbstbewusstsein unter Umständen Schaden nehmen. Wenn die Eltern das Ganze schlecht vorbereiten und auf eine harte Weise durchführen, kann das für den Säugling eine frustrierende Erfahrung sein. Umgekehrt kann es für die Kinder etwas sehr Schönes sein, wenn sie anfangs sehr viel Wärme und Nähe spüren und merken: Wenn es mir schlecht geht, werde ich sofort getröstet. Ich muss ein wichtiger Mensch sein. Das schafft eine Grundlage für Selbstvertrauen und innere Stärke.
Ich würde allen Eltern raten, wirklich auf ihr Gefühl und ihre Intuition zu hören und ihrem Kind alles zu geben, was sie ihm geben möchten. Heikel wird es, wenn Probleme in einer Familie auftreten. Wir reden hier ja über Familien, die seit mehreren Monaten kaum noch geschlafen haben und am Rande ihrer Kräfte sind. Die Eltern werden aggressiv, wissen nicht mehr

weiter und sind auf Unterstützung angewiesen. Viel Nähe und Bedürfnisbefriedigung sind jedenfalls gute Grundlagen für die Entwicklung des Säuglings.

Denken Sie, es sind persönliche Gründe, die dazu führen, dass Eltern von ihrem Kind erwarten, alleine zu schlafen oder ist es der gesellschaftliche Druck, welcher dahinter steht? Das gemeinsame Schlafen ist immer noch ein Tabuthema in unserer Gesellschaft.
Das glaube ich auch und finde es wirklich schade, wenn Eltern sich dem gesellschaftlichen Druck beugen. Bei Eltern, die tatsächlich von sich aus nicht mit ihrem Kind das Bett teilen möchten, weil die Beziehung zu kurz kommt oder es zu eng wird, macht es Sinn, eine andere Konstellation zu suchen. Aber alle Eltern, die ihr Kind gerne bei sich schlafen lassen, sollen das ohne schlechtes Gewissen tun. In dieser Hinsicht würde ich einen gesellschaftlichen Wandel sehr begrüssen.

- Auszug aus einem persönlichen Gespräch zum Thema *Manipulationsfähigkeit von Kleinkindern* mit *Dr. Luciano Gasser* (Entwicklungspsychologe und Dozent an der Pädagogischen Hochschule Luzern)

Eltern berichten immer wieder davon, dass ihre kleinen Kinder sie „an der Nase herumführen" und sie sich durch das kindliche Verhalten manipuliert fühlen. Das Schreien des Kindes wird nicht als Not, sondern als Manipulationsversuch interpretiert. Was meinen Sie dazu?
Der typische Entwicklungssprung, das heißt, wenn Kinder mit Lügen und Manipulieren anfangen, geschieht mit drei bis vier Jahren. Gewisse Täuschungsmanöver, die vom Kind aber nicht kognitiv verstanden werden, erfolgen manchmal schon früher, aber nie vor zweieinhalb Jahren. Lügen setzt voraus, dass man die Perspektive einer anderen Person übernehmen respektive

deren Gedanken nachvollziehen und manipulieren kann. Dies ist eine komplexe Fähigkeit und bedingt eine kognitive Entwicklung, welche erst mit drei bis vier Jahren vorhanden ist. Deswegen kann man bei einem so kleinen Kind noch nicht von Manipulation sprechen.
Es ist eine der wichtigsten Erfahrungen für das Kleinkind zu erleben, dass die eigenen Bedürfnisse ernst genommen und erfüllt werden. Gerade weil das Kind noch keine Vorstellung von der Zeit hat, ist es wichtig, unmittelbar auf das Kind zu reagieren, damit es den Zusammenhang zwischen seiner Bedürfnisäußerung und der Reaktion der Bezugspersonen erkennen kann. Wenn diese Reaktion nicht sofort erfolgt, fühlt sich das Kind im Stich gelassen. Ich glaube nicht, dass man Kinder in diesem Alter verwöhnen oder bereits erzieherische Maßnahmen anwenden kann.

Auch Erziehungsratgeber unterstellen dem Kind, dass es die Eltern manipuliere. Eltern sollen ihrem Kind Grenzen setzen und sich nicht zum Spielball seiner kindlichen Launen und Forderungen machen lassen.
In der frühen Kindheit, das heißt in den ersten ein bis zwei Jahren, geht es viel mehr darum, dass das Kind eine symbiotische Beziehung zu der Mutter aufbauen kann. Diese Beziehung sollte durch Vertrauen geprägt sein. ‚Grenzen-Setzen' wird erst mit zwei bis drei Jahren aktuell. Vorher verstehen kleine Kinder nicht, was Regeln sind. Die Begriffe, die hier verwendet werden, sind entwicklungspsychologisch gesehen nicht passend und entsprechen nicht dem aktuellen Wissenstand.

„Ein kleines Kind hat es mit seiner Willenskraft geschafft, seine erwachsenen Eltern an den Rand zu drängen und ihnen zu zeigen, wer in der Familie die Hauptrolle spielt." *Kann man bei einem kleinen Kind schon von einem eigenen Willen sprechen?*
Nein, denn der Wille setzt eine Planungsfähigkeit und ein selbstreflexives Bewusstsein voraus. Die Vorstellung vom Selbst

entwickelt sich aber erst im zweiten Lebensjahr. Die Ausbildung des ‚Ichs' ist eine wichtige Voraussetzung für den Willen. Bei einem Kleinkind von einem eigenen Willen zu sprechen, ist entwicklungspsychologisch nicht haltbar. Und selbst wenn es einen Willen hätte, fehlt ihm in dieser frühen Phase noch die Fähigkeit zur Impulskontrolle, das heißt, die Fähigkeit, den Willen zu kontrollieren.

Man hat Versuche gemacht, bei denen das Kind ein Bedürfnis aufschieben musste. Man legte vor dem Kind etwas Attraktives in einen Behälter, den man verschloss und teilte dem Kind mit, dass es nicht hineinschauen dürfe. Die Testperson verließ dann den Raum und beobachtete das Verhalten des Kindes. Kindern unter drei Jahren fiel es unglaublich schwer, sich an die Abmachung zu halten. Man sagte ihnen sogar, dass sie ein größeres Geschenk bekämen, wenn sie sich jetzt zurückhalten. Aber auch in diesem Fall gelang es den kleinen Kindern nicht, ihr Bedürfnis zu unterdrücken und den eigenen Willen zu kontrollieren. Es ist illusorisch zu denken, dass ein Kind den Vorteil einer Kontrolle des eigenen Willens verstehen kann. Wir müssen mit einem kleinen Kind folglich sehr geduldig vorgehen. Es kann sich noch nicht sagen: „Ich nehme mich jetzt zusammen, ich darf das nicht tun."

Will ein Kind bewusst seine Eltern trennen, wenn es sich nachts zwischen sie legt? Geht es um eine Machtdemonstration?
Wenn wir uns überlegen, welche Intelligenz beim Kind vorhanden sein müsste, um Macht zu erfahren und Hierarchien zu erkennen, können wir sagen, dass dies vor zwei Jahren nicht möglich ist. Ich sehe nicht, welchen positiven Nutzen das Kind aus dieser Situation ziehen würde. In der frühen Kindheit ist die wohl dominanteste Entwicklungsaufgabe der Aufbau einer sicheren Bindung zu einer Bezugsperson. Es ist nicht plausibel, warum ein Kind das Interesse haben sollte, seine Eltern zu trennen. Seit vielen Jahren wissen wir, dass die psychoanalytische Vorstellung von der Macht des Kleinkindes, wobei die Eltern als Rivalen angeschaut werden, nicht mehr vertretbar ist.

Wie ist es möglich, dass alle die hier angesprochenen Sichtweisen doch noch mit Erfolg vertreten werden?
Es gibt vermutlich eine unglückliche Kluft zwischen der Fachwelt und den Praktikern. Artikel in fachlichen Zeitschriften werden erst publiziert, nachdem sie von anonymen Experten überprüft wurden. Ratgeberliteratur muss diesen Prozess nicht durchlaufen. Auch Kinderärzte haben manchmal ungenaue Vorstellungen von der Entwicklungspsychologie und es fehlt ihnen oft das Wissen über altergerechte Fähigkeiten von Kindern.
Wir können uns auch fragen, was ist Erfolg? Ist es Erfolg, wenn das Kind aufhört, seine Bedürfnisse anzumelden? Wir wissen ganz genau, dass der Aufbau einer sicheren Bindung im ersten und zweiten Lebensjahr die Basis der gesamten Entwicklung darstellt. Das Kind lernt, wie Beziehungen funktionieren und baut Vertrauen auf. Dies beeinflusst auch seine späteren Beziehungen. Ich würde unbedingt davon abraten, mit dieser prägenden und sensiblen Entwicklungsphase zu spielen.

- Persönliches Gespräch mit *Jane Daepp-Kerrison* (Hebamme und Stillberaterin, Arbon, Schweiz)

Ich bin Hebamme und Mutter von drei Kindern. Mit dem Thema Schlaftraining werde ich sehr häufig konfrontiert. Viele Frauen sind unsicher und holen sich bei der Mütterberatung Rat. Diese empfiehlt unter anderem die Methode des Buches *Jedes Kind kann schlafen lernen*. Sie geben den Frauen das Schlafprotokoll gleich mit und raten, nach dem Behandlungsplan vorzugehen, was sehr oft ‚erfolgreich' ist. Denn was bleibt dem Kind anderes übrig, als irgendwann einzuschlafen?
Ich würde sagen, ein Schlaftraining funktioniert fast immer, wenn die Eltern es aushalten. Oft kommt es aber zu Rückfällen. Es braucht nur eine gemeinsame Nacht im Hotel oder eine Erkältung, und das Kind kann nicht mehr alleine schlafen.

Meine Tätigkeit umfasst Geburtsvorbereitung, Hausbesuche, Schwangerschaftskontrollen, Geburten, Wochenbettbetreuung, Stillberatung und Tragtuchkurse – ich erlebe also das ganze Spektrum. Wenn ich die Frauen zu Hause besuche, erkenne ich am Ausdruck und am Verhalten der älteren Kinder, wie in dieser Familie mit dem Thema Nähe umgegangen wird. Wenn Kinder selbständig schlafen müssen, dazu aber noch nicht bereit sind, binden sie sich an Übergangsobjekte. Sie brauchen Tag und Nacht Zugriff auf einen materiellen Gegenstand, sei es ein Schnuller, ein Tüchlein oder ein Stofftier. Da sie nachts nicht auf ihre Eltern zählen können, brauchen sie einen Eratz, dem sie ein sehr suchtähnliches Verhalten entgegenbringen. Viele Kinder können nur noch dort schlafen, wo das Training stattgefunden hat. An einem anderen Ort oder im Körperkontakt mit einem Menschen können sie sich – auch wenn sie todmüde sind – nicht entspannen, da dies für sie ungewohnt ist. Dass ein müdes Kind sich an die Eltern kuscheln und einschlafen kann, ist eine Ausnahme in unserer Kultur – in den meisten Kulturen der Welt ist das der Normalfall. Viel ändert sich in einer Familie, sobald das Kind ein Geschwisterchen bekommt. Wenn die Mutter das Baby stillt oder bei sich im Zimmer schlafen lässt, kommen frühere, unerfüllte Bedürfnisse des älteren Kindes wieder zum Vorschein. Das bisher *brave* und angepasste Kind reagiert in der neuen Situation oft panisch. Die ganze Familiensituation wird durcheinander gewirbelt. Größeren Kindern, die selbst lange gestillt wurden und viel Körperkontakt erfahren haben, fällt es weniger schwer, die Mutter zu teilen. Stellen wir uns vor, eine Mutter befände sich mit ihrem Kind auf einer einsamen Insel. Keiner Mutter käme es in den Sinn, in Entfernung des Kindes zu schlafen. Mütter spüren sehr gut, was das Kind eigentlich braucht. Deswegen weinen bei so einer Behandlung nicht nur die Kinder, sondern eben auch die Mütter. Ich frage dann jeweils die Mutter: Wie fühlst Du Dich? Wenn Du so mitleidest, kann das doch nicht gut sein!
Ich bin der Überzeugung, dass ein Kind nachts nicht schreit, um seinen Willen durchzusetzen oder die Eltern zu ärgern, sondern

um ein starkes Grundbedürfnis zum Ausdruck zu bringen. Das Bedürfnis der Eltern zu schlafen ist aber natürlich auch da. Ich möchte in der Nacht nicht mehrmals aufstehen und mein Kind durch das Haus tragen. Viele Eltern denken jedoch, es gäbe nur die beiden Möglichkeiten, das Kind herumzutragen oder schreien zu lassen. Dabei gibt es viele Alternativen: Das Kind kann zum Beispiel bei den Eltern im Bett oder im Zimmer schlafen. Eine Lösung, die oft funktioniert, ist, das Kind bei sich schlafen zu lassen und ihm klar zu sagen, dass nun geschlafen wird. Das Kind darf die Sicherheit der Nähe haben, bekommt jedoch keine Flasche und wird auch nicht mitten in der Nacht herumgetragen. Es wird anfangs vielleicht auch weinen, aber es leidet nicht unter Verlassenheitsängsten.

Bei manchen Sätzen des Buches *Jedes Kind kann schlafen lernen* wundere ich mich wirklich, warum Mütter nicht stutzig werden. Zum Beispiel die Aussage, das Kind verlerne bei dem Schlaftraining das Schreien. Ich als Mutter würde mich da fragen: Will ich denn, dass mein Kind das Schreien verlernt?

Es macht mich nachdenklich, dass dieses Buch so viele Eltern anspricht. Wir möchten heute alles kontrollieren können und sind nicht mehr bereit, jedes Kind so zu nehmen, wie es ist. Im Buch steht, dass der Behandlungsplan sofort abgebrochen wird, wenn das Kind krank ist. Sobald es aber wieder gesund ist, können die Eltern damit weiterfahren. Es werden also nur körperliche Erkrankungen ernst genommen; was seelisch abläuft, ist unwichtig. Das Schaukeln und Schlagen des Kopfes eines Kindes gegen die Gitterstäbe erachte ich als ein höchst krankhaftes Verhalten. Der Rat, das Bett einfach auszupolstern, entsetzt mich. Kinder haben ein grosses Bedürfnis nach Rhythmus. Wenn sie diesen nicht durch Stillen oder Getragenwerden erfahren, versuchen sie ihn sich selbst zu geben, indem sie schaukeln oder den Kopf an die Wand schlagen.

Frühkindliche Empfindungen bleiben tief in uns stecken und dadurch, dass wir sie nicht bewusst abrufen können, ist es sehr schwierig, diese Gefühle wieder loszuwerden. Viele Eltern, welche mir von ihren Schlafstörungen und nächtlichen Angstzuständen erzählen, wurden selbst als Kind schreien gelassen.

Nachts immer für ein Kind da zu sein, kann sehr anstrengend sein, aber es lohnt sich! Frauen, die ihren Kindern anfangs viel geben, werden später ein großes Vertrauen von ihnen spüren. Ein Baby lernt von seinen Eltern, wie man mit anderen Menschen umgeht, wie man sie tröstet und Anteil nimmt – und die älteren Geschwister, die das miterleben, werden dies übernehmen.

Ein Neugeborenes braucht kein perfektes Kinderzimmer, keine farbigen Wände und Vorhänge, es braucht nur seine Eltern. Ich habe bei meinen eigenen Kindern alles gemacht, was laut der Ferber-Methode ‚verboten' ist. Sie haben sich zu fröhlichen und selbstständigen Menschen entwickelt. Ich habe immer darauf vertraut, dass sie von Natur aus selbstständig werden wollen. Aus meiner Sicht ist es gegen die Natur, dass ein kleines Baby die Hälfte vom Tag respektive die ganze Nacht ohne seine Eltern auskommen soll.

Die Zeit, in der ein Kind unsere Nähe will, ist sehr kurz. Es ist ein großes Geschenk, wenn es sich voller Vertrauen und Liebe an uns kuschelt. Ich wünsche allen Müttern, dass sie dieses Geschenk annehmen und genießen können!

Weitere kritische Stellungnahmen von Fachleuten zur Ferbermethode finden sich in der Broschüre „Kinder brauchen uns auch nachts",
siehe: www.fuerkinder.org/webshop/gratis-downloads

Nachwort

Vor kurzem erzählte mir eine Bekannte folgendes Erlebnis: Ein junges Paar befindet sich am Abend auf einem Fest. Sie sind vor einigen Monaten Eltern geworden. Ihr Kind schläft alleine zu Hause, mit dem Auto einige Minuten entfernt. Das Babyphone haben sie auf ihr Handy umgeleitet, so dass sie mitbekommen, wenn ihr Kind erwachen sollte. Tatsächlich vernehmen sie kurze Zeit später dessen Schreien. Der Vater ist etwas beunruhigt und meint zu seiner Frau, er würde rasch nach Hause fahren und nachsehen, ob alles in Ordnung sei. Die Mutter des Kindes erwidert, es werde sich bestimmt gleich beruhigen. Nach etwa 10 Minuten verstummt das Geschrei und die jungen Eltern wenden sich wieder den anderen Partygästen zu.
Über Jahrzehnte war es in unserer Kultur weit verbreitet, Kinder nachts sich selbst zu überlassen. Leider sind die Spuren dieser Zeit bis in die Gegenwart noch spürbar, wie dieses erschreckende Beispiel zeigt.

Ich wünsche mir sehr, dass meine Kinder sich später an ihre Kindernächte erinnern und in ihnen dabei Gefühle von Geborgenheit, Glück und Liebe aufkommen.

Nach Abschluss des Gymnasiums verbrachte ich fast ein Jahr in Thailand und lebte mehrere Monate in einer ländlichen Großfamilie. Meine Gasteltern hatten zwei kleine Söhne, die ich betreuen half. Mit ihnen lebten andere Verwandte mit ihren Kindern. Es war für sie selbstverständlich, dass ich Teil ihrer Gemeinschaft war, den ganzen Tag mit ihnen verbrachte und sogar in ihrem Zimmer schlief. Hier muss erwähnt werden, dass thailändische Häuser aus wenigen, meist offenen Gemeinschaftsräumen bestehen.
Ich hatte mich bis dahin als sehr eigenständigen Menschen wahrgenommen und war stolz auf meine Unabhängigkeit. Diese Eigenschaft hatten meine Eltern bei mir über Jahre gefördert. Als

Kind hatte ich von Anfang an mein eigenes Zimmer gehabt, war schon mit 16 Jahren von zu Hause ausgezogen und hatte alleine gelebt. So war diese Erfahrung des intensiven Zusammenlebens mit anderen Menschen für mich anfangs befremdend. Es störte mich, wenn ich bei jedem Schritt gefragt wurde, wo ich hingehe und ich bestand nach einigen gemeinsamen Nächten darauf, in einem eigenen Raum schlafen zu dürfen. Für sie war mein einzelgängerisches Verhalten genauso unverständlich, weshalb sie hin und wieder den Kopf über mich schüttelten.
Da wir aber oft unterwegs waren oder für mehrere Tage andere Familien besuchen gingen, erschien mir mein Anspruch auf Privatsphäre zunehmend als unhöflicher Luxus. Also passte ich mich an – und veränderte mich in dieser Zeit. Nachdem ich wieder in die Schweiz zurückgekehrt war, litt ich zuerst unter dem Gefühl der Isolation; es fehlte mir vor allem nachts die Nähe anderer Menschen.

Als ich dann Jahre später selbst eine Familie gründete und mit den Fragen der Kindererziehung konfrontiert wurde, kam mir meine Thailandzeit oft in Erinnerung. Ich hatte in all den Monaten dort kein einziges Mal erlebt, dass sich eines der kleinen Kinder meiner Gastfamilie oder ihrer Freunde mit Ein- oder Durchschlafen schwer getan hatte. Den Thais käme es nicht in den Sinn, kleine Kinder nachts alleine schlafen zu lassen, und dies weder aus Platzmangel noch aus pädagogischer Überlegung. Wenn man sie nach dem Grund fragt, erhält man bestenfalls die Antwort, dass sie ihre Kinder doch vor den Geistern beschützen müssen. Oder man bekommt überhaupt keine Antwort, weil sie den Sinn der Frage nicht verstehen. Es ist einfach selbstverständlich, dass Kinder den Schlafplatz mit ihren Eltern und Geschwistern teilen. Auch tagsüber sind sie immer und überall in den familiären Alltag integriert. Kinder sind der wahre Mittelpunkt der Familie, werden ständig herumgetragen oder sitzen auf jemandes Schoß. Ich kann mich an keinen einzigen Moment erinnern, in dem die Anwesenheit oder das Verhalten eines Kindes als störend

erlebt wurde. Damals hatte ich den Eindruck, dass Eltern Kinder ohne jeglichen Aufwand und so „nebenbei" aufziehen. Wie anders erlebe ich dies nun hier in der westlichen Welt! Unabhängigkeit ist in den Augen der Thais keine erstrebenswerte Eigenschaft, welche folglich bei Kindern auch nicht gefördert wird. Interessant war jedoch, dass die Erwachsenen höchst selten mit den Kindern spielten. Das war gar nicht nötig, da sich diese wunderbar selbst beschäftigen konnten.
Der unbeschwerte Umgang mit Körperkontakt zeigt sich sowohl bei Kindern als auch bei Erwachsenen. Ich war immer wieder erstaunt, wie die Thais zum Beispiel im Bus oder an einem Bahnhof zwischen wildfremden Menschen völlig entspannt einschlafen können und dabei einfach ihren Kopf auf die Schulter ihres Nachbars legen. Obwohl sie unsere Berührungsängste nicht kennen, empfand ich diese Menschen nie als aufdringlich.

Zum Glück verlassen sich heute auch viele westliche Eltern vermehrt auf ihre Intuition. Sie sehen ihr Kind als einzigartige Persönlichkeit an, dem man nicht mit pauschalen Methoden „normales" Verhalten anerziehen kann. Jedes Kind ist anders. Eltern übernehmen die Aufgabe, seine Botschaften zu übersetzen und seine Bedürfnisse so gut wie möglich zu erfüllen.
Sie gehen mit Ihrem Kind eine lebenslange Beziehung ein. Es lohnt sich, ihm mit Liebe und Respekt zu begegnen.
Schlaflose Nächte am Anfang der Elternschaft sind unumstritten eine große Herausforderung. Auch ich kann Ihnen mit diesem Buch keine Zauberformel liefern, wie Sie Ihr Kind möglichst schnell zum Schlafen bringen. Ich bin aber überzeugt, dass Sie Ihren eigenen Weg finden!
Die Buddhisten sagen: Alles ist vergänglich. Das heißt, alles ist im Wandel, jeder Augenblick geht einmal vorbei. Was uns heute belastet, gehört morgen vielleicht schon der Vergangenheit an.
Seien Sie zuversichtlich: Auch Ihr Kind wird lernen zu schlafen – am besten aus eigenem Antrieb und mit Ihrer liebevollen Begleitung.

Benutzte und weiterführende Literatur (Auswahl)

BINDER-FRITZ, Christine: Der plötzliche Kindstod bei den Mauri in Neuseeland, in: GOTTSCHALK-BATSCHKUS, Christine E. / SCHULER, Judith: Ethnomedizinische Perspektiven, Berlin 1996.

BUMGARNER, Norma Jane: Wir stillen noch, La Leche Liga Deutschland 2005

CHAMBERLAIN, Sigrid: Adolf Hitler, die deutsche Mutter und ihr erstes Kind, Giessen 2003

DETTWYLER, Katherine: A natural Age of Weaning, Texas 1997; How often do other species nurse, Texas 1995, Breastfeeding and co-sleeping in anthropological perspective, Sleeping through the night, Texas 1997 (vgl. www.kathydettwyler.org/dettwyler.html)

FRENKEN, Ralph: Gefesselte Kinder. Geschichte und Psychologie des Wickelns, Badenweiler 2010

GONZALES, Carlos: In Liebe wachsen, La Leche Liga Deutschland 2005

GOTTSCHALK-BATSCHKUS, Christine; SCHULER, Judith: Ethnomedizinische Perspektiven der frühen Kindheit, Berlin 1996

HERBST, Theresia .I.: Die sichere Bindung – der beste Start ins Leben, 2008 (www.sicherebindung.at)

JENNI, Oskar; BENZ, Caroline: Schlafstörungen. In: Pädiatrie up2date Zürich 2007; 309-333

KAST, Verena: Trauern, Stuttgart 1999

KAST-ZAHN, Annette; MORGENROTH, Hartmut: Jedes Kind kann schlafen lernen, München 2013 (erste Auflage 1999) *(Inzwischen gibt es eine Petition gegen das Buch)*.

KELLER, Heidi: Jetzt schläft mein Baby durch, Niederhausern 1999

LARGO, Remo: Babyjahre, München 2007

LARGO, Remo; BENZ, Caroline: Schlafverhalten im ersten Lebensjahr, Zürich 2003

LARGO, Remo; JENNI, Oskar et al: A Longitudinal Study of Bed Sharing and Sleep Problems among Swiss Children in the First 10 Years of Life, Pediatrics 2005

LIEDLOFF, Jean: Auf der Suche nach dem verlorenen Glück, München 1991

MCKENNA, James: Sleeping with your Baby – A Parent's Guide to Cosleeping, Washington 2007

MOHRBACHER, Nancy; STOCK, Julie: Handbuch für die Stillberatung, La Leche Liga Deutschland 2002

MONTAGU, Ashley: Körperkontakt, Stuttgart 1990

POSTH, Rüdiger: Vom Urvertrauen zum Selbstvertrauen, Münster 2007

RENGGLI, Franz: Angst und Geborgenheit, Hamburg 1985

SCHIEFENHÖVEL, Wulf: Bedding-in' als Prophylaxe gegen Baby-Blues?, in : Brisch, Karl Heinz; Hellbrügge, Theodor: Die Anfänge der Eltern-Kind-Bindung, Stuttgart 2007

SEABROOK, John: Mit dem Baby zusammen schlafen, in: The New Yorker, 8.11.1999

SEARS, William: Schlafen und Wachen, Zürich 2005

SEARS, William: Das 24-Stunden-Baby, La Leche Liga International 1998

SOLTER, Aletha: Warum Babys weinen, München 1998

THEVENIN, Tine: Das Familienbett, Frankfurt am Main 1994

Sinne wecken und fördern durch Babymassage

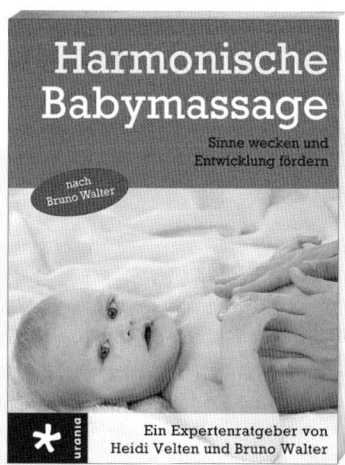

Heidi Velten / Bruno Walter
Harmonische Babymassage
Sinne wecken und
Entwicklung fördern
128 Seiten | Paperback
ISBN 978-3-451-66039-9

Der Körperkontakt sowie die liebevolle, bewusste Berührung sind die wichtigsten Grundbausteine für das gesunde Aufwachsen eines Babys zu einem ausgeglichenen Menschen. Die Botschaft der Hände und des Herzens versteht jedes Baby instinktiv. Die Harmonische Babymassage nach Bruno Walter ist im In- und Ausland ein Begriff. Das Buch zeigt die Anwendungen der Harmonischen Babymassage. Zusätzlich ergänzen positive Sinnesreize wie Düfte, Farben und Musik den ganzheitlichen Ansatz.

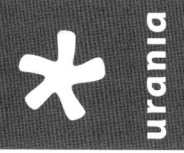

www.urania-verlag.de